KATHARINA BACHMAN

SOS
SCHÖN OHNE SCHUMMELN

MEINE ASIATISCHEN ANTI-AGING-GEHEIMNISSE

GOLDMANN

Der Goldmann Verlag weist ausdrücklich darauf hin, dass im Text enthaltene externe Links vom Verlag nur bis zum Zeitpunkt der Buchveröffentlichung eingesehen werden konnten. Auf spätere Veränderungen hat der Verlag keinerlei Einfluss. Eine Haftung des Verlags für externe Links ist stets ausgeschlossen.

MIX
Paper from responsible sources
FSC® C084279
FSC www.fsc.org

Verlagsgruppe Random House FSC® N001967

1. Auflage

Originalausgabe Dezember 2016

Umschlaggestaltung: UNO Werbeagentur, München
Umschlagmotiv: © FinePic®, München
Lektorat: Annette Gillich-Beltz, Essen
Bildredaktion und Leitung der Fotoproduktion: Anka Hartenstein
fm · Herstellung: cb
Satz: Satzwerk Huber, Germering
Druck und Bindung: Print Consult, München
Printed in Austria
ISBN 978-3-442-22180-6

www.goldmann-verlag.de

Inhalt

Auf ein Wort – oder auch drei

Liebe Leserin, lieber Leser!

Am Ende meines ersten Buches »SOS – Schlank ohne Sport« hatte ich erklärt, ich würde wieder berichten, wenn ich das hundertste Lebensjahr erreicht habe. Nun ist es doch etwas früher geworden. Das hat einen wirklich guten Grund: Nach den umfangreichen Veränderungen meiner Ess- und Lebensgewohnheiten durch SOS bemerkte ich relativ schnell, dass ich über das Schönsein ganz anders nachdachte und dass damit auch viele neue Einsichten zur inneren Verjüngung zusammenhängen. Also machte ich mich auf und reiste in den Urwald, um nach geheimnisvollen Rezepturen für die Schönheit Ausschau zu halten, von denen wir modernen Menschen bisher keine Ahnung hatten.

Meine Recherchereise in den asiatischen Dschungel bescherte mir neben einem verstauchten Fuß eine äußerst interessante Begegnung: Bedak Sejuk. Sie werden noch erfahren, was es damit auf sich hat. Viele wichtige Informationen und Hinweise zum Thema innere Jugendlichkeit bekam ich von Doktor K. S., dem indischen Arzt meines Vertrauens, mit dem ich erneut unendlich viele aufschlussreiche und spannende Stunden verbrachte. Doktor K. S. verhalf mir und meinem Mann zu einem neuen Leben. Wie genau er uns wieder gesund, schlank und fit gemacht hat, habe ich im ersten SOS-Buch ausführlich beschrieben. Warum wir ihn Doktor K. S. nennen? Weil er sich selbst so nennt und es so möchte, da sein Name unaussprechbar lang ist. Sich seinen vollen Namen zu merken, ist ohnehin schier unmöglich.

In diesem Buch möchte ich Ihnen alle Informationen, die ich gesammelt habe, präsentieren. Und vielleicht schaffen wir es ja dann tatsächlich, gemeinsam 100 Jahre alt zu werden …

Alle, die beim Lesen des Titels gemutmaßt haben, ich falle in dieser Lektüre wie eine Hyäne über Schönheitschirurgie, Botox oder andere »künstliche« operative Eingriffe her, die zur optischen Verschönung beitragen können, muss ich enttäuschen. Das tue ich keinesfalls!

Um es aber gleich vorwegzunehmen: Äußere Schönheit und Jugendlichkeit kann nicht von der »inneren« Gesundheit abgekoppelt werden. Das ist einfach nicht möglich. Schönheit kommt bekanntlich von innen. In diesem Buch geht es daher keineswegs nur um unsere äußere Schönheit, die auch mit einem gut gemachten Make-up erlangt werden kann. Sondern es geht auch um unser Inneres – wie wir unsere Organe jung halten können, und zwar so lange, wie es nach derzeitigem Wissensstand möglich ist.

Dass wir eines Tages sterben werden, ist unausweichlich. Bedauerlicherweise. Oder auch nicht. Auch darüber habe ich mit Doktor K. S. philosophiert. Aber bis es so weit ist, soll sich jeder Mensch wohl in seiner Haut fühlen, egal wie und was er dafür bereit ist zu tun. Falls die Wahl auf eine Schönheitsoperation oder andere Maßnahmen nicht natürlichen Ursprungs fällt, ist das absolut in Ordnung. Sich in seiner Haut wohlzufühlen ist schließlich der allererste Schritt, um Schönheit nach außen zu transportieren. Und wer will das nicht – schön sein. Am liebsten schön und jung. Ehrlich, das wollen wir doch alle. Ich kann mir beim besten Willen nicht vorstellen, dass es Menschen gibt, die sagen, sie wollen hässlich sein und alt aussehen.

Meine Mutter legte sehr viel Wert darauf, dass wir Kinder immer ordentlich aussahen und sauber waren. Am meisten achtete sie darauf, dass die Zähne täglich geputzt wurden, die Ohren picobello waren und wir eine saubere Unterhose trugen. Wehe wenn nicht. Dann gab es Ärger und sie schimpfte: »Außen hui und innen pfui!« Wir sollten diesen Tadel beherzigen! Auch unsere Organe wollen »gepflegt« werden, ebenso wie unsere Seele und unser Äußeres – und unser geliebtes Auto, der Garten, die Küche, das Motorrad etc. Wenn wir etwas lange erhalten wollen, müssen wir es pflegen.

Als mein Mann und ich gerade erst verheiratet waren, investierten wir in ein wunderschönes bordeauxrotes Ledersofa. Der Verkäufer versicherte uns, es sei der Rolls Royce unter den Sofas und die Lederqualität sei 1 a. »Wenn Sie das gut pflegen«, sagte er, »wird es in hundert Jahren noch so aussehen wie heute.« Wir taten, was uns der nette Verkäufer geraten hatte, und so wurde das geliebte rote Ledersofa monatlich akribisch mit Vaseline bearbeitet. Diese liebevolle Pflege endete nur, weil sich unser Geschmack änderte. Irgendwann konnten wir das rote Sofa nicht mehr sehen. Als wir es verkauften, sah es aus, als wäre es vor wenigen Wochen aus dem Möbelladen geliefert worden. Der Vergleich mag vielen Menschen skurril erscheinen. Das ist er aber bei Weitem nicht. Leder war die Haut eines Lebewesens, eines Tieres. Ich spreche hier natürlich von echtem Leder. Mit der entsprechenden Pflege kann auch unsere Haut tatsächlich geschmeidig, elastisch und jung bleiben oder wieder werden.

Alleine durch die äußere Pflege werden wir das allerdings nicht schaffen. Denken Sie an den Spruch meiner Mutter. Doch es gibt viele Möglichkeiten, sich innen und außen jung zu halten. Einige davon möchte ich Ihnen in diesem Buch gerne vorstellen. Lassen Sie mich aber schon mal klarstellen: Ich habe das Rad nicht neu erfunden. Manche dieser »Geheimnisse« kennen Sie vielleicht schon, andere noch nicht, aber dafür vielleicht Ihre Nachbarin, Freundin, Mutter oder Großmutter. Dennoch habe ich mit Sicherheit ein paar Tipps und Rezepturen parat, die Ihnen allen neu sind.

Mit dieser Lektüre möchte ich Ihnen, verehrte Leserin und verehrter Leser, viele wichtige Tipps geben und Sie auf diesem natürlichen Weg zur Verjüngung – innen wie außen – begleiten. Ich darf von mir behaupten, dass mich dieser Weg um mehr als 15 Jahre verjüngt hat. Kommen Sie mit auf meinen ganz persönlichen Erfahrungsweg und lassen Sie sich überraschen, was ich Ihnen wieder alles zu erzählen habe. Doch bevor unsere Reise beginnt, möchte ich noch eine wichtige Frage ansprechen: Was ist schön?

Was ist schön?

»Schön ist, was gefällt!«, lautet ein alter Spruch. In alten Sprüchen steckt meistens ein Quäntchen Wahrheit. So auch hier. Aber so simpel, kurz und minimalistisch soll dieses Kapitel nicht sein. Immerhin handelt es sich um eine Frage, mit der sich sogar die Wissenschaft beschäftigt.

Was also ist Schönheit, und wie wird sie definiert? Wissenschaftler machen sich seit Jahrhunderten Gedanken darüber. Doch kann man »Schönheit« wirklich erforschen? Jedenfalls fanden sie heraus, dass symmetrische Gesichter von uns in der Regel als äußerst attraktiv empfunden werden. Ich für meinen Teil falle aus dieser Regel wohl heraus, denn ich persönlich finde, Claus Kleber (ZDF) ist ein schöner Mann, obwohl seine beiden Gesichtshälften nicht symmetrisch sind. Meine übrigens auch nicht.

Schön ist also, was gefällt. Denn Schönheit kann sehr unterschiedlich wahrgenommen werden. Nehmen Sie beispielsweise eine Spinne. Bei manchen Menschen löst der Anblick Ekel und Panik aus, Biologen finden Spinnen vermutlich wunderschön. Anderen Menschen sind Spinnen gleichgültig, und dann gibt es Menschen, die sich Spinnen als Haustier halten. Aber bleiben wir beim Menschen. Wir haben das vielleicht alle schon mal erlebt: Wir treffen einen Menschen, der objektiv betrachtet von der Natur nicht gerade mit Schönheit bedacht wurde. Wir lernen ihn näher kennen, unterhalten uns mit ihm und finden ihn plötzlich unglaublich anziehend, vielleicht sogar faszinierend. Ich habe das jedenfalls schon oft erlebt. Mit einem Mal empfindet man diesen Menschen als schön. Umgekehrt geht es auch: Ein objektiv schöner Mensch kann sich für uns in einen »unschönen« Menschen verwandeln, sobald wir mit ihm ins Gespräch gekommen sind. Schönheit ist also ein sehr dehnbarer Begriff und unterliegt vielen subjektiven Empfindungen, Anschauungen und Darstellungen.

Wenn ein äußerlich unattraktiver Mensch aufgrund seiner Ausstrahlung, seiner Stimme, seiner Art, sich zu geben, schön wird, sprechen wir gerne von der »inneren Schönheit«. Natürlich lassen wir uns zunächst von Äußerlichkeiten beeinflussen. Gar keine Frage. Und selbstverständlich nörgeln wir an uns herum, wenn wir uns im Spiegel betrachten. Auch der Spruch »Das Auge isst mit« hat einen gewissen Wahrheitsgehalt. Dennoch: Kein Ding auf der Welt ist vollkommen, sagte bereits Konfuzius.

Schön ist, was uns gefällt. Damit wäre diese Frage, zumindest subjektiv, geklärt. Kommen wir zur nächsten Frage: Was ist schummeln?

Was ist schummeln?

Vermutlich können pingelige Besserwisser detailliert erklären, dass und warum schon das Auftragen einer Anti-Falten-Creme geschummelt ist. Mal ganz abgesehen davon, dass die allermeisten industriell hergestellten Produkte gar nicht halten, was in der Werbung hymnenartig angepriesen wird. Sei's drum. Etwas Schummeln macht doch grundsätzlich Spaß, beispielsweise beim »Mensch ärgere Dich nicht«. Vielleicht nicht jedem. Ich war jedenfalls immer ziemlich sauer, wenn mein Bruder bei diesem Spiel schummelte und ich verlor. Aber hier geht es nicht um das Schummeln beim Spielen, sondern ums Schummeln bei der Schönheit: Wenn ungeliebte Fettzellen mit Radau und Getöse im Absaugrohr des Schönheitschirurgen verschwinden, eine schrumpfende Haarpracht zu einer neuen Mähne umgepflanzt wird, eine dominante Warze an der Nase dem Skalpell zum Opfer fällt oder die hängenden Augenlider zurück in ihre Ausgangsposition befördert werden. Spieglein, Spieglein an der Wand, wer ist der oder die Schönste im ganzen Land? Das ist hier die Frage. Oder auch nicht.

Es gibt heutzutage viele, viele Möglichkeiten sich »schön zu schummeln«. Allerdings sind einige dieser Maßnahmen, der subjektiven Schönheit nachzuhelfen, mit Narkose, Schmerzen, Hämatomen und anderen Unannehmlichkeiten verbunden. So ein kleiner Jammerlappen, wie ich es bin, bräuchte schon eine gehörige Portion Mut oder pure Verzweiflung, sich all dem freiwillig hinzugeben, respektive hinzulegen. Doch auch wenn Sie mutiger sind, sollten Sie sich in jedem Fall vor einer subjektiven Verschönung gründlich informieren, damit Sie am Ende nicht mit eventuellen Entgleisungen – für jeden sichtbar – leben müssen. Und sparen Sie nicht am falschen Ende.

Schummeln Sie, was das Zeug hält, wenn Sie sich damit besser fühlen und Ihre Lebensqualität steigern können. In diesem Buch finden Sie etliche Tipps und zahlreiche Rezepturen, wie Sie mit natürlichen Maßnahmen und selbst hergestellten Produkten für wenig Geld Ihrer Schönheit und Jugendlichkeit auf die Sprünge helfen können. Ohne Operationen.

Ich wünsche Ihnen viele Freude mit der Lektüre.

Herzlichst
Ihre Katharina Bachman

Bevor es losgeht …
eine Randnotiz von Norbert Bau

Kürzlich haben meine Frau, die Verfasserin dieses Buches, und ich ein neues Auto bekommen. Die Freude war, zumindest bei mir, sehr groß. Katharina war nicht so begeistert, sie hatte versucht, mich mit Argumenten wie »Wozu brauchen wir das, unser Auto fährt doch super …« zu bremsen. Wie dem auch sei. Ich überlegte hin und her und entschied mich schließlich für ein anderes Modell derselben Marke, die wir bisher gehabt hatten. Wir waren ja wirklich zufrieden mit unserem »Alten«. Anyway.

Ich glaubte mich auszukennen mit den mittlerweile doch zahlreichen computergestützten Funktionen im Auto. Weit gefehlt. Vielleicht eine Marginalie, aber ich brachte es nicht fertig, im eingebauten Navi des neuen Wagens ein Ziel unter einem von mir eingegebenen Namen zu speichern, beispielsweise »Finanzamt«, »Kirche XY«, »Shopping Mall Dideldum« oder so ähnlich. In unserem alten Auto war das alles easy zu handhaben. Ich rief also einen Freund an, der hier in Kuala Lumpur eine Autowerkstatt für alle deutschen Automarken betreibt, schilderte ihm das Problem und bekam die folgende frustrierende Antwort: »Read the fuck'n booklet!« (Lies die verdammte Bedienungsanleitung.) Er hatte natürlich recht. Ich tat es also. Und mittlerweile ist auch das neue Navi zu einem Freund geworden.

Diese Geschichte ist eigentlich trivial. Und vielleicht denken Sie gerade: »Was hat die denn hier zu suchen?« Ich sage es Ihnen: Das Erlebnis brachte mich zu einer interessanten Überlegung. Es gibt heutzutage eigentlich nichts ohne Bedienungsanleitung, ob Waschmaschinen, Eierkocher, Staubsauger, Kaffeemaschinen und eben Autos, und zwar in allen Sprachen. Aber was ist mit uns? Wieso gibt es keine »Bedienungsanleitung« für uns Menschen, die uns erklärt, wie wir länger jung, fit und gesund bleiben? Zugegeben, ein vielleicht absurder Gedanke, aber legitim.

Wir werden geboren, unsere Mütter und Väter versuchen uns intuitiv und mit bestem Wissen zu vermitteln, was sie von ihren Müttern und Vätern auf ihren Lebensweg mitbekommen haben, und so weiter und so fort. Ist es deshalb auch richtig und nachhaltig genug für ein gesundes, langes, fittes Leben, mit dem wir happy sind?

Ein modernes Auto ist heutzutage ohne Zweifel ein kompliziertes Technikpaket. Es ist jedoch absolut gar nichts verglichen mit dem hochkomplizierten und höchst komplexen »System« Mensch. Beim Auto wird uns genau gesagt, was wann zu tun ist, um die durchschnittliche Lebensdauer bei möglichst uneingeschränkter Performance zu garantieren oder sogar zu erhöhen. Ein scheckheftgepflegter Wagen hat im Normalfall eine längere »Lebenszeit« (und sieht auch besser aus) als ein Auto, dessen Besitzer es liederlich behandelt und »nur« als unwichtigen Gebrauchsgegenstand betrachtet.

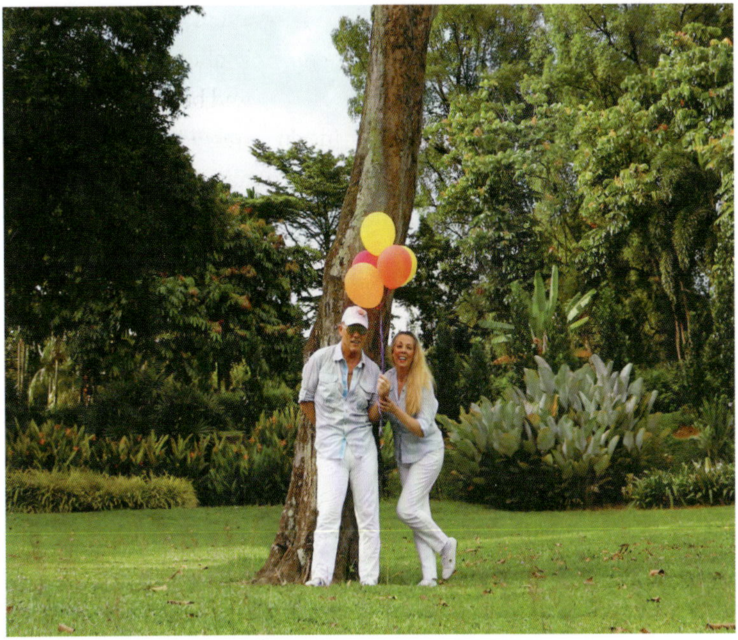

Katharina Bachman und Norbert Bau – Zusammen sind wir 121 Jahre alt!

Auch wir wollen alle jung aussehen und auch möglichst lange fit und gesund bleiben; agil und dynamisch durch unser Leben gehen. Katharina hat in diesem Buch zahlreiche »Bedienungstipps« zusammengetragen. Lassen Sie sich überraschen und inspirieren!

Viel Spaß beim Lesen wünscht Ihnen
Norbert Bau

Teil 1

Innere Schönheit

Was uns jung hält und schön macht

Ein Elixier der Unsterblichkeit

Schon oft habe ich mit Doktor K. S., dem Arzt, der mich und meinen Mann nicht nur verjüngte, über das Für und Wider des ewigen Lebens diskutiert, wenn der Menschheit doch all die wundervollen »Super-Lebensmittel« aus der Natur zur Verfügung stehen. Manches Mal driftete unsere Diskussion in die philosophische Ecke ab, dann wurde es wieder Zeit, sich den Fakten zuzuwenden. »Möchtest du dir vorstellen, hundert Jahre mit ein und derselben Person verheiratet zu sein?«, fragte er mich und zwinkerte mir mit einem verschmitzten Lächeln zu. »Das kommt darauf an«, antwortete ich spontan, und wir mussten beide lachen.

Unter derzeitiger Betrachtung unserer Erbanlagen könnten wir tatsächlich ein Alter von bis zu 120 Jahren erreichen. Berühmtestes Beispiel dafür ist die Französin Jeanne Calment, die bisher zweifelsfrei der älteste Mensch war. Sie lernte mit 85 Jahren Fechten und fuhr mit 100 noch Fahrrad. Als 21-Jährige heiratete sie einen vermögenden Ladenbesitzer und konnte sich ein angenehmes Leben machen und ihren Hobbys (Tennis, Schwimmen Klavierspielen, Rollschuhlaufen, Radfahren und Opernkunst) frönen. 1997 starb Jeanne Calment nachweislich im Alter von 122 Jahren, obwohl sie bis zu ihrem 119. Lebensjahr wie ein alter, qualmender Ofen gepafft hat. Woran sie letztlich gestorben ist, weiß man nicht.

»Wie bei so vielen sehr alten Menschen wird das ganze System irgendwann einfach instabil«, meinte Doktor K. S. »Hier zeigt sich, dass wir nicht ewig leben können. Der Verfall unseres Körpers ist unausweichlich. Wir können aber unsere Gesundheit und damit unsere Lebensqualität unterstützen, indem wir uns gesund ernähren und folglich den Alterungsprozess hinauszögern. Ebenso unser optisches Aussehen, quasi unsere Schönheit, denn wir können uns verjüngen, innen und außen.«

Ich möchte Sie, verehrte Leserinnen und Leser, nicht dazu bekehren, so zu essen, zu leben oder sich zu pflegen wie mein Mann und ich, geschweige denn Ihnen vorgaukeln, mit der SOS-Methode können Sie über hundert Jahre alt werden. Denn dass wir altern, ist unausweichlich, es ist eine Selbstverständlichkeit unseres Daseins. Wir können es aber schön und in Würde tun.

Die Entdeckung unseres Lebensfadens

Was genau der Grund dafür ist, dass wir körperlich und geistig verfallen, damit beschäftigen sich heute viele Naturwissenschaftler und Altersforscher. »Zu den Pionieren dieser Forschung gehört die Molekularbiologin Elizabeth Blackburn«, erzählte Doktor K. S. begeistert. Sie entdeckte 1984 das Enzym Telomerase, das den Altersprozess beeinflusst. 2009 erhielt sie für ihre Forschung sogar den Nobelpreis.

Elizabeth Blackburn widmete Jahrzehnte ihres Lebens den winzigen einzelligen Wimperntierchen. Ihre Faszination für diese Einzeller hat einen beinahe göttlichen Grund: Sie können sich unendlich oft teilen und so immer wieder ein neues Leben beginnen. In ihrem Zellkern sitzt ein Elixier der Unsterblichkeit. Es lag also auf der Hand zu fragen, wie sie das machen.

Die Chromosomen sind die Träger der Erbinformationen in der Zelle. An ihren Enden befinden sich die Telomere, die als Schutzkappe dienen. Bei jeder Zellteilung verlieren die Telomere ein Stück, irgendwann werden sie dann zu kurz, die Chromosomenenden sind ungeschützt, die Zellteilung stoppt und die Zelle vergreist. Genau das ist bei den Wimperntierchen nicht der Fall. Sie besitzen einen exzellent funktionierenden »Reparaturmechanismus«. Ein im Zellkern der Wimperntiere sitzendes Enzym kann die Chromosomen-Enden – die Telomere – immer wieder neu aufbauen. Den Beweis dafür fanden Elizabeth Blackburn und ihre damalige Doktorandin am Weihnachtstag des Jahres 1984. Sie nannten ihre Entdeckung »Telomerase«. Dieses Wunderteilchen hilft dabei, die Telomere immer wieder herzustellen, sodass sich die Zelle immer wieder regeneriert. Der Telomerase verdankt das Wimperntierchen sein unendliches Leben.

Die gute Nachricht: Auch der Mensch besitzt Telomerase und kann sich regenerieren. Unsere Organe erzeugen quasi ihre eigenen Nachfolger, und zwar durch Zellteilung. So verjüngen sich die Organe immer wieder. Leider geht das beim Menschen nicht so beliebig oft wie bei Wimperntierchen.

Doch seit der Entdeckung der Telomerase gibt es in der Gerontologie, der Alterswissenschaft, eine wahre Sturmflut an Erkenntnissen über die Zusammenhänge zwischen Altern, Krankheiten und der Länge der Telomere. Die Telomere stellen so etwas wie einen Lebensfaden dar. Je länger er ist, umso länger leben wir – und umgekehrt. Eine wichtige Rolle spielt dabei unsere Zell-Regeneration, aber auch unsere Lebensumstände, vor allem chronischer Stress. Er führt zur Verkürzung der Telomere, also unseres Lebensfadens. »Das ist auch deutschen Forschern alles längst bekannt«, referierte Doktor K. S., um mich herauszufordern. »Ja, ich weiß«, antwortete ich demonstrativ.

Altersforscher am Jenaer Leibniz-Institut gehen davon aus, dass die Lebensspanne eines Menschen genetisch bedingt ist. Sie wissen, dass die Obergrenze deutlich über Hundert liegt, noch ist allerdings unklar, welches Gen für das Alter verantwortlich ist. Höchstwahrscheinlich sind es mehrere Gene. Forscher am Max-Planck-Institut behaupten jedenfalls, ein einziges Gen, das uns extrem länger leben lässt, eine Art »Methusalem-Gen«, gebe es nicht. Man fand heraus, dass die maximale Lebenserwartung des Menschen derzeit jährlich um rund drei Monate steigt. »Von denjenigen die im Jahr 2000 zur Welt gekommen sind, werden einige noch das Jahr 2150 bei klarem Verstand erleben«, schwärmte Doktor K. S. (Wenn sie sich vorher mit schlechten Lebensmitteln nicht zu Tode gegessen haben.) »Dies behauptet jedenfalls Steven Austad, Altersforscher an der Universität in Texas«, fügte er noch schnell hinzu. Zurzeit setzt die Forschung große Hoffnung in ein Gen, das bei 100-Jährigen häufig auftritt, das sogenannte FOXO3A. Bereits in ein paar Jahren, so mutmaßen die Forscher, könnten die Altersgene des Menschen identifiziert sein. Vermutlich wird es in etwa zwölf bis 15 Jahren ein Medikament geben, das unser Leben deutlich verlängert.

Was lässt uns schneller altern?

Gemeinsam mit Psychologen hat Elizabeth Blackburn Mütter von behinderten Kindern untersucht, die in den USA kaum unterstützt werden und daher unter enormer Belastung stehen. Bei der Studie kam heraus, dass die Telomere der gestressten Mütter in der Regel kürzer waren, je länger sie ihre Kinder gepflegt hatten. Ähnliches stellte das Forscher-Team bei Menschen fest, die in ihrer Kindheit traumatische Erfahrungen gemacht hatten, wie beispielsweise der Tod eines Elternteils oder gar sexueller Missbrauch. Die Telomere waren umso mehr geschrumpft, je mehr schreckliche Erfahrungen sie gemacht hatten – so als würde jeder Schicksalsschlag etwas von ihrem Lebensfaden abschneiden. Frühere Belastungen scheinen tiefe Spuren in unseren Zellkernen zu hinterlassen. Dies macht klar, wie bedeutsam es ist, Kinder zu schützen.

Im deutschen Adels-Almanach finden wir weitere Hinweise. Darin sind die Lebensspannen von zigtausend aristokratischen Töchtern aus ganz Europa verzeichnet. Sie haben fast immer ein bequemes und stressfreies Leben geführt (solange sie nur das Wochenbett überlebten) und erreichten mehrheitlich das 75. Lebensjahr. Mit den Daten blaublütiger Stammhalter ist nicht viel anzufangen, denn viele von ihnen zogen in den Krieg und kamen nicht wieder.

Weitere Forschungen haben ergeben, dass neben dem Stress auch Alkohol, Rauchen, zu viel Sonne, wenig Bewegung, zuckerhaltige und industriell hergestellte Ernährung unsere Zellen schneller sterben lassen.

Was lässt uns länger leben?

Wie lässt sich die menschliche Lebenserwartung noch aufpäppeln? Sollten wir Mönch werden, um länger zu leben? Nach Angaben des Bundesinstituts für Bevölkerungsforschung in Deutschland leben Mönche durchschnittlich fünf Jahre länger als andere Männer: Sie leben enthaltsam, rauchen nicht und gehen zu Fuß, weil sie kein Auto besitzen.

Oder öfter mal lächeln? Kanadische Forscher der McMaster University in Hamilton führten eine Feldstudie mit 5000 Teilnehmern durch. Das Ergebnis ist verblüffend: Wer häufiger lächelt, lebt durchschnittlich bis zu sieben Jahre länger.

Vielleicht sollten wir auch mehr Kaffee trinken? Frauen, die täglich zwei bis drei Tassen Kaffee trinken, haben ein um 25 Prozent geringeres Risiko, an den Folgen einer Herz-Kreislauf-Erkrankung zu sterben, als Frauen, die den Muntermacher eher verschmähen. Das zeigten zwei große US-Langzeitstudien, die in der Fachzeitschrift »Annals of Internal Medicine« veröffentlicht wurden.

Hält uns eine erfüllte Partnerschaft gesund? Eine englische Untersuchung belegte, dass Sex das Risiko für Herzinfarkt und Schlaganfall senkt, das Immunsystem stärkt und Männer rund sieben Jahre jünger aussehen lässt. Ergänzend stellten US-Wissenschaftler fest, dass Männer, die mehr als zweimal pro Woche einen Orgasmus haben, älter werden als jene, die weniger als einmal pro Woche den Höhepunkt der Lust erleben. An der Universität in Michigan wurde festgestellt, dass harmoniesüchtige Paare, die ihren Ärger oft herunterschlucken, früher sterben als Paare, bei denen öfter mal die Fetzen fliegen. Verheiratete Paare leben etwa neun Jahre länger als Geschiedene, behauptet eine Studie des Rostocker Zentrums zur Erforschung demografischen Wandels.

Wie alt wollen wir werden?

Können wir als Erwachsene den Abbau der Telomere stoppen? Das ist die Frage aller Fragen. Bei diesem gigantischen Experiment sind wir vermutlich die Versuchstiere. Eines lässt sich jedoch mit Bestimmtheit sagen: Menschen, die wenig Stress haben, genug schlafen, sich ausreichend bewegen und zufrieden mit sich und ihrem Leben sind, haben längere Telomere.

Eine andere Frage ist: Will der Mensch überhaupt über 100 Jahre alt werden? Die meisten würden wahrscheinlich einfach nur die Zeit zwischen ihrem 20. und maximal 40. Lebensjahr verlängern wollen. In diesen Jahren sind wir in der Regel auf dem Höhepunkt unserer körperlichen und geistigen Leistungskraft. Ab dem 45. Lebensjahr nimmt die geistige Leistung ab.

Trotz aller Forschungen und Erkenntnisse wissen wir nicht, woran es letztlich liegt, wie alt wir werden. Sind es die Gene? Ist es der Lebensstil? Ist es die Ernährungsweise? Ist es das Geschlecht? Schaut man sich die Liste mit den hundert ältesten Menschen der Welt an, könnte die »Lebensfaden-These« ein klein wenig ins Wanken geraten. Von den über 100-Jährigen sind 93 Prozent (!) Frauen. Ob sie alle ein stressfreies Leben hatten? Ich kann es mir kaum vorstellen.

Wie auch immer. In diesem Buch geht es darum, wie wir uns jung und schön fühlen, unabhängig davon, wie alt wir sind.

Unser Stoffwechsel – die Mutter der Porzellankiste

»Wenn wir über Schönheit und Jugendlichkeit nachdenken, müssen wir beim Stoffwechsel anfangen. Müssen – mit drei dicken Ausrufezeichen«, sagte Doktor K. S. bedeutungsvoll zu mir. »Denn der Stoffwechsel ist das Hauptthema, wenn wir uns verjüngen wollen. Er ist sozusagen die Mutter der Porzellankiste. Der Vergleich ist deshalb so treffend, da Porzellan genauso fragil ist wie unser Stoffwechselsystem.«

Ich ahnte, was nun folgen würde. Am Ende unserer vierstündigen Sitzung hatte ich nicht nur zwei Schreibblöcke beschrieben, sondern auch ein heftiges Rauschen im Kopf. Das Thema Stoffwechsel beschäftigte mich noch sehr lange. Denn es waren noch mehrere Meetings mit Doktor K. S. notwendig, bis ich endlich dieses Kapitel hier geschrieben hatte und von meinen nächtlichen Alpträumen rund um das Thema erlöst wurde. Halleluja. Die Mutter der Porzellankiste ist viel komplizierter, als ich zunächst gedacht hatte. In meinem ersten SOS-Buch habe ich das Thema Stoffwechsel nur kurz angesprochen, hier werde ich etwas mehr dazu schreiben, mich aber auch auf die wesentlichen Punkte beschränken. Alles andere würde den Rahmen sprengen.

Ich möchte Ihnen in kompakter Ausführung und mit meinen Worten erklären, was unseren Stoffwechsel dazu veranlassen kann, seine äußerst wichtige Arbeit nur mit halber Kraft oder sogar noch weniger zu erledigen. In diesem Kapitel werden Sie aber auch Hinweise finden, wie Sie dem Stoffwechsel wieder auf die Sprünge helfen. Denn ein akkurat arbeitender Stoffwechsel ist in der Tat die »Mutter der Porzellankiste«. Das ist quasi die Basis dafür, lange jung, fit und gesund zu bleiben – auch geistig. Aber fangen wir von vorne, sprich von unten an. Beginnen wir mit der Frage: Was genau ist Stoffwechsel eigentlich?

Ein komplexes und harmonisches Zusammenspiel

Stellen Sie sich ein Opernhaus vor. Es symbolisiert unseren Organismus, den Körper oder »Body«. Im Opernhaus gibt es zum einen die Opernschaffenden, angefangen vom Pförtner am Bühneneingang über die Bühnenbildner, Techniker, Musiker, Opernsänger bis zum Intendanten. Dann gibt es das Publikum, das herbeiströmt und hofft, etwas Wunderbares geboten zu bekommen. In unserem Beispiel stellen die Opernschaffenden unsere Nahrungsmittel dar, die dem Publikum, unseren hungrigen Zellen, hochkarätige »Kost« anzubieten haben. Der Stoffwechsel findet also in unserem »Opernhaus« statt.

Das große Ereignis bricht herein, der Zuschauerraum füllt sich mit gestressten und ausgebrannten Musikliebhabern, die erwartungsfroh ihre besten Abendroben angelegt haben, um sich dem totalen Genuss hinzugeben. Und da sind sie, unsere entleerten Zellen, die danach gieren, wiederaufgefüllt zu werden. Also gut: Gegeben wird heute Abend eine Oper in drei Akten. Ihr Titel lautet »Meta Bo Lissimo«, der Untertitel »Von einem, der auszog, das Verstoffwechseln zu lernen«. Das Libretto ist nicht etwa von den Brüdern Grimm. Nein, der überaus berühmte Hippokrates von Kos hat es geschrieben. Der Komponist ist kein Geringerer als der über alle Grenzen hinweg bekannte »Nutri de Cambio«. Der Regisseur hat den klangvollen Namen »Der Millionenzeller«. Mitwirkende sind die Solisten, der Chor und das Orchester des »Royal Human Body Opera House«. Ganz und gar nicht zu vergessen die unverzichtbare Armada von fleißigen Technikern für Licht, Ton und Bühne, außerdem Maskenbildner, Kostümschneider, Perückenmacher, Garderobieren etc.

Nun zum Stück (dem Stoffwechselvorgang): Im Libretto, das ist das Textbuch zur Oper, findet sich die Erkenntnis, dass unsere Nahrungsmittel Heilmittel sein sollen und unsere Heilmittel Nahrungsmittel. Die Musik, die Komposition, legt das Zusammenspiel von Instrumenten, Chor und Solisten genau fest. Auch Tempo und Ausdrucksformen wie Freude, Traurigkeit, Liebe und Tod. Die Partitur, die sämtliche Stimmen und den Text des Stücks enthält, ist also das Drehbuch unseres Lebens. Wenn wir uns bis ans Ende der Aufführung, sprich, bis an das unumstößliche Ende unseres Lebens an die Vorgaben der Partitur halten, steht dem vom Komponisten feinsinnig erdachten Ablauf nichts im Wege.

Mit anderen Worten: Halten wir uns bei unserer Ernährung an diese Vorgaben, dann läuft die Vorstellung ziemlich gut und erfolgreich – bis zu unserem letzten Atemzug. Weichen wir jedoch von der

Partitur ab, nehmen zweifelhafte Lebensmittel zu uns, lassen ein wichtiges »Instrument« weg, dann wird es holperig. Die Zuschauer, in dem Fall unsere Zellen, merken das, sie mögen keine Fehler in der Interpretation der Partitur. Sie sind nur happy, wenn sie das bekommen, was bereits bei der Entstehung dieser Oper festgelegt wurde.

Die Solisten, der Chor und das Orchester sind unsere Hauptakteure, unsere Hauptnahrungsmittel: Eiweiße, Fette und Kohlenhydrate. Ohne die geht einfach gar nichts. Wenn sich ein Solist – er steht für Eiweiß – in der Vorstellung verspielt, dann merkt das so ziemlich jeder im Ensemble, und im Zuschauerraum breitet sich ein unüberhörbares Raunen aus: Es ist, wie wenn Sie ein schlechtes Stück Fisch oder Fleisch gegessen haben. Dieser Fehler offenbart sich ganz schnell.

Beim Chor, er stellt die Fette dar, verhält es sich etwas einfacher und zugleich komplizierter. Ein Opernchor besteht bekanntlich aus vielen Sängerinnen und Sängern. Sie werden in verschiedene Stimmlagen unterteilt, bei den Damen sind das Sopran, Mezzosopran sowie Alt, bei den Herren Tenor, Bariton und Bass. Im übertragenen Sinne: Wir haben es mit unterschiedlichen Fetten zu tun. Und dann wäre da noch das Orchester, das sich aus verschiedenen Instrumentengruppen zusammensetzt, in der Regel Streicher, Holzbläser, Blechbläser und Percussion. Jede der Instrumentengruppen besteht wiederum aus verschiedenen Gruppen. Zum Beispiel bei den Streichern sind das die ersten und die zweiten Violinen, Bratschen, Violoncelli und Kontrabässe. Das Orchester stellt unsere Kohlenhydrate dar, die sehr vielschichtig und in einer Riesenauswahl vorhanden sind: Da geht es entweder richtig zur Sache, mit Pauken und Trompeten, oder es geht gefühlvoll zu, so leise, pianissimo, dass das Fallen einer Stecknadel zu hören ist.

Beim Chor und beim Orchester gibt es viele Parallelen: Sowohl Fette als auch Kohlenhydrate sind ein Muss, sie sind komplex, elementar, und es gibt sehr viele »Mitspieler« (Lebensmittel). Aber es kommt – wie fast überall im Leben – auf die richtige Mischung und den Teamgeist an. Wenn beispielsweise einer der Tenöre im Chor mal einen schlechten Tag hat, naja, das gibt Gesprächsstoff unter den Kollegen. Ansonsten merkt das so schnell kaum jemand. Wenn aber eine der zehn oder zwölf ersten Violinen einen Akkord nicht korrekt ausstreicht, stört das natürlich die Nachbargeige, verursacht böse Blicke des Dirigenten und sorgt dafür, dass der betreffende Herr oder die Dame bei der nächsten Vorstellung ein Pult weiter hinten sitzen muss. Und zwar so lange, bis jemand anderer einen Fauxpas begangen hat.

So ist es auch mit unserem Stoffwechsel: Kleine Ausrutscher und Ungleichgewichte in der Nahrungsaufnahme verursachen bestenfalls einen Hicks oder Pups. Solange wir uns an die Regeln halten, klappt es auch mit der Oper – äh, mit dem Stoffwechsel. Die Tücke liegt im Detail. Das leidenschaftlichste Spiel, das perfekteste Orchester und der beste Chorgesang bringen der Vorstellung keinen Erfolg, wenn es bei der Technik klemmt. Die besten Eiweiße, Fette und Kohlenhydrate werden in ihren gesundheitlichen Wirkungen geschmälert, wenn nicht genügend Mineralien, Vitamine und Enzyme enthalten sind oder gebildet werden können. Dafür sind die vielen unsichtbaren, eifrigen und überaus wichtigen Mitarbeiter unseres »Royal Human Body Opera House« zuständig, die hinter den Kulissen agieren.

Wie jeder Vergleich, so hinkt vielleicht auch meiner. Dennoch hoffe ich, dass Ihnen der kleine Ausflug in die Welt der Oper die Funktionsweise des Stoffwechsels deutlich machen konnte.

Den Stoffwechsel in Gang halten

Nun aber zurück zu unserem Organismus: Unser gesamter Körper, unsere Zellen, einfach alles profitiert von einem gut funktionierenden Stoffwechsel in besonders hohem Maße. Er ist elementar wichtig, wenn wir uns verjüngen wollen, wenn wir gesund und bis ins hohe Alter körperlich wie auch geistig fit bleiben möchten.

Sobald wir Nahrungsmittel zu uns nehmen, beginnt der Verdauungsprozess: Eiweiße (Proteine), Fette und Kohlenhydrate werden in ihre Einzelteile zerlegt und gelangen über den Blutkreislauf in unsere Zellen. Der Stoffwechselprozess entscheidet darüber, wie die Nährstoffe umgebaut werden, die wir unserem Organismus tagein tagaus, sogar mehrmals täglich, oft zu viel davon, zuführen. Dabei gibt es nicht nur einen Stoffwechsel, sondern viele verschiedene, den Fettstoffwechsel, den Kohlenhydratstoffwechsel, den Eiweißstoffwechsel, den Aminosäurestoffwechsel, den Mineralstoffwechsel, den Glukosestoffwechsel etc. Sie alle sind dafür zuständig, dass die Inhaltsstoffe in gesunden, frischen Lebensmitteln auch tatsächlich verwertet werden. So sorgt beispielsweise ein gut funktionierender Fettstoffwechsel dafür, dass die Fette, die wir über die Nahrungsmittel erhalten, nicht auf unseren Hüften (oder anderswo) abgelagert, sondern in Energie umgewandelt werden.

Funktioniert der Stoffwechsel einwandfrei, ist alles gut. Ist der Stoffwechsel jedoch gestört, geht es irgendwann an unsere Gesundheit – und damit auch in den Alterungsprozess. Ein gehemmter Stoffwechsel kann beispielweise auf ein Schilddrüsenproblem hinweisen. Auch zu viel Stress und zu wenig Bewegung (eine dringende Empfehlung mit erhobenem Zeigefinger, von Doktor K. S. an mich) können den Stoffwechsel träge machen. Allerdings können Menschen mit einem langsamen Stoffwechsel gut leben, solange sie dem Organismus zwischen den Mahlzeiten genügend Zeit lassen, das Essen zu verdauen. Dann gilt besonders abends: Nicht zu spät essen!

Die größten Stoffwechselzerstörer sind Alkohol, Rauchen, Zucker und künstlich hergestellte Süßstoffe, falsche Diäten, in denen nur Kalorien reduziert werden, Stress, Bauchfett, zu viel und falsches Training, chemisch belastete Nahrungsmittel, Fast Food und alle Produkte, die Weizen enthalten. Wenn wir all dies vermeiden, wird ein träger Stoffwechsel wieder auf die Beine kommen.

Wie können wir das Altern verlangsamen?

Natürlich müssen wir unserem Organismus auch die entsprechenden Nahrungsmittel zuführen, damit der Stoffwechsel seine Aufgabe optimal erfüllen kann. Nur dann klappt es auch mit der »Verjüngung«. In diesem ersten Teil des Buches stelle ich Ihnen eine Reihe von Lebensmitteln vor, die das leisten können.

Blaubeere – die Jungbrunnen-Königin

Auch wenn die Blaubeere keine exotische Frucht ist – zum großen Vorteil für Sie in meinem Geburtsland Deutschland –, gewähre ich dieser kleinen Königin des Jungbrunnens in diesem Buch den ersten Platz. Und zwar aus gutem und wichtigem Grund: Sie ist nämlich in der Lage, unseren voranschreitenden Alterungsprozess enorm zu drosseln, sie lässt uns sogar jünger aussehen und auch im Alter noch fit sein. Aber die Blaubeere ist nicht nur sehr gesund, sondern auch ganz schön raffiniert. Sie besitzt einen hohen Gehalt an zwei entscheidenden Nährstoffen, die helfen, die Länge unserer Telomere zu erhalten: Anthocyane und Resveratrol. Diese beiden Super-jung-und-schön-Helfer gaukeln unserem Organismus nämlich vor, der »Alterungsprozess« sei abgeschaltet. Pah, ist das nicht wunderbar! Wie wir bereits aus dem Kapitel »Elixier der Unsterblichkeit« wissen: Je länger unsere Telomere sind, desto langsamer altern wir.

Aber Blaubeeren können noch mit zahlreichen anderen gesunden Wirkstoffen auftrumpfen. Sie enthalten Gerbstoffe, die Proteine miteinander vernetzen und dadurch eine entwässernde, blutstillende und beruhigende Wirkung haben. In Blaubeeren befinden sich viele Mineralstoffe wie Eisen, Kalzium, Magnesium und Kalium, sie trumpfen mit einem hohen Gehalt an Ballaststoffen auf, die für eine gute Verdauung sorgen, enthalten den koffeinhaltigen, anregenden Stoff Caffeoylsäure sowie Invertzucker, eine Mischung aus Frucht- und Traubenzucker. Blaubeeren sind vollgestopft mit Vitaminen wie A, B, C, E und Beta-Carotin. Damit aber nicht genug: Blaubeeren stehen ganz weit oben auf der Liste der Früchte mit antioxidativem Potenzial. Unter anderem beherbergt die kleine dunkelblaue Beere Polyphenole (Phenolsäure und Flavonoide), die in der Lage sind, Herz-Kreislauf-Krankheiten vorzubeugen, und das Risiko mindern, an Krebs zu erkranken. Diese Eigenschaft hat sie dem blauen Farbstoff zu verdanken, der bei Tumoren sowohl die Zellteilung und sogar den Zelltod hemmt und auch die Blutversorgung der Tumore stoppen kann. Die Wissenschaft hat bestätigt, dass Blaubeeren überdies das Anheften von Bakterien an die menschlichen Zellen verhindern. Essen Sie also nach Herzenslust Blaubeeren – vorzugsweise aus Bio-Anbau.

Übrigens

Heidelbeere ist einer der vielen anderen Namen der Blaubeere. Weitere regionale unterschiedliche Bezeichnungen sind Bickbeere, Heubeere, Mollbeere, Moosbeere, Schwarzbeere, Waldbeere, Wildbeere oder Zeckbeere.

Anthocyane und Resveratrol

Doch bevor Sie nun in einen Obstladen laufen und sich mit Blaubeeren eindecken, möchte ich Ihnen gerne die beiden »Jungbrunnenstoffe« näher vorstellen: Anthocyane und Resveratrol helfen uns enorm bei der Verlangsamung unseres Alterungsprozesses. Sie sind sozusagen die Crème de la Crème der Jungbrunnenstoffe.

Anthocyane gehören zur Gruppe der Flavonoide. Es sind Stoffe, die Pflanzen und Früchten eine dunkelblaue, dunkelrote bis dunkelviolette Färbung verleihen. Sie besitzen zahlreiche physiologische Funktionen, besonders aber wirken sie als starkes Antioxidans. Anthocyane sind in der Zellflüssigkeit (Zellsaft) sogenannter Landpflanzen zu finden, jedoch nicht in Wasserpflanzen, Tieren oder Mikroorganismen. Denn die Biosynthese von Anthocyanen ist auf die Produkte der Fotosynthese (die durch Sonneneinstrahlung entsteht) angewiesen. Mittlerweile sind über 250 Arten Anthocyane bekannt, besonders viele stecken in Blaubeeren, Brombeeren, Kirschen (besonders in der dunkelroten Sorte), Acai-Beeren, blauen Trauben und Rotkohl. Rund 1,2 Gramm Anthocyane sind beispielsweise in einem Kilogramm Brombeeren enthalten.

Resveratrol gehört zu den Polyphenolen, die ebenfalls für ihre hohe antioxidative Potenz bekannt sind. Resveratrol sorgt schon seit einiger Zeit für großes Aufsehen in der Anti-Aging-Medizin und wird sogar als »Schlüssel für ein langes Leben« bezeichnet. »Viele Forscher haben sich mittlerweile intensiv mit der Wirkung von Resveratrol beschäftigt«, erzählte mir Doktor K. S. »Derzeit liegen mehr als 4500 wissenschaftliche Publikationen darüber vor. Momentan gilt Resveratrol als eine Art ›Rising Star‹ in der Krebsforschung, insbesondere bei Leukämie-Patienten. Wissenschaftler erklären hier eindeutig, dass Resveratrol als Nahrungsergänzungsmittel angesehen werden kann, das die Wirksamkeit einer Anti-Leukämie-Therapie verbessert.« Und vor allem soll Resveratrol Diabetes vorbeugen und Fett abbauen. Aber auch Resveratrol ist ein kleiner Trickser: Der Stoff täuscht dem Organismus sozusagen eine Einschränkung (Begrenzung) von Kalorien vor, eine sogenannte Kalorienrestriktion. – Diese ist übrigens die bisher einzige experimentell belegte Methode zur Lebensverlängerung bzw. ein umfassend dokumentierter Therapie-Ansatz in der Anti-Aging-Medizin: Weniger Kalorien = längeres Leben.

In Weintrauben und in dem japanischen Knöterich befindet sich der höchste Gehalt an Resveratrol. Hauptsächlich wird die Resveratrol-Produktion auch hier durch UV-Strahlen angeregt. Besonders kommt der Stoff in der Traubenschale vor, aber auch in geringeren Mengen in den Traubenkernen, Wurzeln und Stielen der Rebe. Daher kommt die verbreitete Hypothese, Rotwein sei lebensverlängernd. Aber bitte nicht vergessen, im Wein liegt bekanntlich auch Wahrheit. Diese Wahrheit kann nur heißen: Alkohol in Maßen!

Beide Substanzen, Anthocyane und Resveratrol, können unserem Organismus auch als Nahrungsergänzungsmittel zugeführt werden, und das ganz ohne Alkohol. Die Dosierung sollten Sie unbedingt mit Ihrem Arzt abklären.

Ein Wort zu Nahrungsergänzungsmitteln

Mittlerweile gibt es etliche Nahrungsergänzungsmittel auf dem Markt, die uns Konsumenten ratlos zurücklassen. Was, wie viel, warum und wann? Heute erscheint eine Schlagzeile, die ein Mittelchen in den Himmel lobt, und übermorgen wird das gleiche Produkt komplett verrissen. So sieht es auch mit den »Superfoods« aus. Was von all den großartigen Wirkungsweisen ist wahr und was das Ergebnis von Lobbyarbeit?

Ich persönlich empfehle Ihnen, Nahrungsergänzungsmittel immer in Absprache mit einem Arzt einzunehmen. Er sollte den Mangel an bestimmten Vitaminen, Spurenelementen und Mineralstoffen vorher durch einen Labortest ermittelt haben. Nur so kann ein Produkt gezielt eingenommen werden, unsere Gesundheit unterstützen und den Alterungsprozess verlangsamen.

Die Macht der Hormone

»Wenn es ums Altern geht, Katharina«, sagte Doktor K. S. eindringlich zu mir, »müssen wir auch über den dramatischen Hormonrückgang bei Männern und Frauen in den letzten Jahrzehnten sprechen. Ich stolpere immer wieder über Studien, die das eindeutig belegen. Insbesondere bei jungen Männern zwischen 20 und 30 Jahren ist der Rückgang des Testosteronspiegels signifikant. Noch schlimmer sind die Auswirkungen bei Männern über 40. Neben vielen anderen Faktoren führt eine hormonelle Unterversorgung zur schnellen Alterung!« Doktor K. S.' Ausführungen waren wieder einmal hochinteressant, und ich möchte sie Ihnen nicht vorenthalten. Schließlich geht es in diesem Buch auch ums Jungbleiben – innen wie außen.

Warum sind diese Botenstoffe so wichtig?

Hormone sind hochspezialisierte Moleküle, die als Botenstoffe für viele lebensnotwendige Funktionen in unserem Körper verantwortlich sind. Sie sind bereits in sehr geringer Konzentration biologisch wirksam. Hormone haben eine Steuerfunktion in unserem Organismus und sind somit von zentraler Bedeutung: Sie steuern unseren Stoffwechsel und die Verdauung, unsere Entwicklung und das Wachstum und insbesondere unsere Fortpflanzung. Hormonstörungen können aber auch Hautprobleme wie Akne etc., chronische Müdigkeit, Allergien, Übergewicht, Schlafstörungen und andere körperliche und gesundheitliche Beschwerden verursachen.

Viele Umweltchemikalien haben eine hormonelle Wirkung. Weltweit deuten zahlreiche Forschungsergebnisse auf eine signifikante Zunahme von Fortpflanzungs- und Entwicklungsstörungen hin, die bei Männern eine Abnahme der Spermienzahl zur Folge hat. Sie kann sich bis zur Unfruchtbarkeit ausweiten. Ebenso wird bei Frauen die Zunahme von Brustkrebs und bei Männern vermehrt Hodenkrebs beobachtet.

Nach derzeitigem Kenntnisstand geht man von über 200 Chemikalien aus, die in das Hormonsystem von Menschen eingreifen. Beispielsweise Phthalate, die in der Industrie als Weichmacher eingesetzt werden. Sie stecken in vielen Lebensmittelverpackungen aus Folie, in weichen Kunststoffen, in Klebestoffen in der Verpackungsindustrie und in Druckfarben, dadurch finden sie sich in Süßigkeiten, Käse, Babymilchpulver, Margarine, Chips etc. wieder. In der Innenbeschichtung von Wasserrohren, der weißen Innenbeschichtung von Konservendosen, der Unterseite von Kronkorken, aber auch in der weißen Kunststoff-Zahnfüllung finden wir Bisphenol A. Alkylphenole kommen in Kosmetikprodukten, Shampoos, Körperpflegemitteln, Rasiercreme und Benzin vor.

Dies sind jedoch nur ein paar wenige Beispiele. Viele Umweltchemikalien können von unserem Organismus nicht abgebaut werden, da sie eher fett- als wasserlöslich sind. Also werden sie nur in sehr geringen Mengen wieder ausgeschieden. Das hat aber zur Folge, dass sie sich in unserem Fettgewebe niederlassen, mit der Zeit steigt die Belastung durch diesen »Sondermüll« in unserem Körper an.

So bleibt der Hormonhaushalt im Gleichgewicht

Mit bestimmten Kräutern, Gewürzen und Lebensmitteln können wir dafür sorgen, dass unser Hormonhaushalt im Gleichgewicht bleibt. Einige **Gemüsesorten**, wie beispielsweise die Kreuzblütler Grünkohl, Blumenkohl, Rosenkohl und Brokkoli helfen enorm beim Kampf gegen Xenoöstrogene (das sind Stoffe, die im menschlichen Organismus wie das menschliche Hormon Östrogen wirken). Ebenso tragen nachweislich bestimmte **Tees** wie grüner Tee (hier besonders Matcha) und Kamillentee (alles in Bio-Qualität) dazu bei, dass der Testosteronspiegel stimmt. Diese Teesorten wirken hormonausgleichend. Die gleiche Wirkung haben **gesättigte Fettsäuren**. Sie steigern auf natürliche Weise den Testosteronspiegel bei Männern und beeinflussen positiv das hormonelle Gleichgewicht bei Frauen. Gesättigte Fette finden Sie zum Beispiel in **Eiern**, **Kokosnussöl** und Bio-**Fleisch** von Freiland-Tieren. Andere gesunde Fette, die dem Testosteronspiegel auf die Sprünge helfen, sind in **Avocados**, nicht erhitztem, kaltgepresstem **Olivenöl**, **Nüssen** und **Chia-Samen** enthalten. Verwenden Sie immer mal wieder Gewürze wie **Kurkuma** und **Ingwer**, sie helfen ebenfalls, Xenoöstrogene zu bekämpfen und den Hormonhaushalt im Gleichgewicht zu halten.

Stress – Gefahr für Körper und Seele

Lassen Sie sich nicht stressen! Im Kapitel über die Telomere habe ich schon davon gesprochen, dass Stress das Altern beschleunigt. Dabei spielen unter anderem die Hormone eine Rolle. Täglicher Stress kann unseren Hormonhaushalt ganz schön durcheinanderbringen, mit bösen Folgen. Während wir unter Stress stehen, schüttet unser Organismus unentwegt Cortisol aus, ein tückisches Stresshormon, das im Verdacht steht, Krebs zu erzeugen. Cortisol wirkt sich zudem negativ auf alle übrigen Hormone aus, so auch auf unseren Testosteronspiegel. Auch die Schilddrüsenfunktion wird stark in Mitleidenschaft gezogen. Als wäre dies nicht schon schlimm genug, kann durch länger anhaltenden Stress eine sogenannte Nebennierenschwäche ausgelöst werden, die sich ebenfalls nachteilig auf unseren Testosteronspiegel auswirkt.

Das großartige Sonnenvitamin D

Nun kommen wir zu einem ganz besonderen »Stoff«, dem Vitamin D. Es ist eigentlich gar kein Vitamin, sondern ein Hormon, das der Körper bei ausreichender Sonnen- beziehungsweise UVB-Bestrahlung selbst herstellen kann. Doktor K. S. hat mich ausdrücklich gebeten, Ihnen, verehrte Leserinnen und Leser, die eminente Wichtigkeit von einem optimalen Vitamin-D-Spiegel näherzubringen, was ich hiermit gerne tue. Denn in weiten Teilen der Bevölkerung herrscht ein eklatanter Vitamin-D-Mangel, der krank macht.

Seit wir Doktor K. S. kennen, nehmen mein Mann und ich auf seine Empfehlung hin täglich 5000 bis 8000 IE (Internationale Einheiten) Vitamin D zu uns, obwohl wir hier in Südostasien mehr Sonne tanken können als beispielsweise Sie in Europa, speziell in Deutschland. »Durch die Sonne ist das Leben entstanden. Die alten Ägypter haben die Sonne als Gott verehrt!«, erklärte Doktor K. S. beinahe leidenschaftlich. »Aber«, gab ich zu bedenken, »die WHO hat sie doch als toxisch eingestuft.« »Nein«, entgegnete er kopfschüttelnd, »es ist unser Verhalten, das dazu führt, dass uns die Sonne schaden kann!

Vitamin D schützt uns vor zahlreichen Krankheiten, zum Beispiel vor Nervenstörungen, Depressionen, Schizophrenie, Asthma, einem geschwächten Immunsystem, Skelettschäden, Diabetes, Nieren-, Lungen- und Gehirnerkrankungen, Erkältungskrankheiten, Parkinson, Osteoporose, Multipler Sklerose, Erschöpfung, Allergien, Tuberkulose, Wadenkrämpfen, Geschwüren, Karies, dunklen Hautflecken (Altersflecken) und Menstruationsbeschwerden. Darüber hinaus vor Morbus Crohn, Muskelschwäche, Reizdarm, Bluthochdruck,

Herzerkrankungen, Schlaganfall und Brust-, Darm- und Prostatakrebs. Sogar Karies und Parodontose-Erkrankungen könnten eingedämmt, wenn nicht gar verhindert werden, wären wir ausreichend mit Vitamin D versorgt.«

Gerade mal 5000 IE täglich eingenommen könnten 60 Prozent der Arztbesuche ersparen. Selbst 20 000 IE pro Tag, über bis zu zwei Monaten, führt zu keiner Vergiftung! Dies ist übrigens die gleiche Menge, die unser Organismus bei einem täglichen Sonnenbad bilden kann. Es spielt keine Rolle, ob wir Vitamin-D unserem Körper oral (also durch den Mund) zuführen oder durch ein Sonnenbad. Doktor K. S. empfiehlt, Vitamin-D-Präparate abends, etwa eine Stunde nach dem Essen einzunehmen. Unser Organismus kann es dann am besten verarbeiten.

Ein Vitamin-D-Mangel macht uns krank – und fördert eine schnelle Alterung!

Lassen Sie Ihren Vitamin-D-Spiegel überprüfen. Wie hoch er ist, hängt von unterschiedlichen Faktoren ab, von Körpergewicht, Lebensstil, Ernährungsgewohnheiten, Alter etc. Der Test wird von den Krankenkassen nicht bezahlt, doch diese Ausgabe sollten Sie sich und Ihrer Gesundheit wert sein.

Die Halbwertzeit von Vitamin D ist übrigens sehr kurz: Die Hälfte dieses Vitamins ist innerhalb von nur drei bis vier Wochen abgebaut. Unser Organismus kann sich daher keinen Vorrat anlegen. Wenn Sie beispielsweise im September zwei oder drei Wochen Urlaub haben und täglich in die Sonne etwa eine Stunde gehen, sind die Reserven bereits nach sechs bis acht Wochen aufgebraucht.

Richtig Vitamin D tanken

Ich habe eine gute und eine schlechte Nachricht für Sie, speziell wenn Sie die Sonne lieben. Ich fange mal mit der guten an: Sonnenlicht produziert über unsere Haut Vitamin D in unserem Organismus. In mehreren Studien wurde nachgewiesen, dass bereits ein Vitamin-D-Spiegel von 50 Nanogramm pro Milliliter (ng/ml) den Testosteronspiegel ansteigen lässt. Also ab in die Sonne!

Der Vitamin-D-Spiegel der meisten Menschen liegt nur zwischen 10 und maximal 20 ng/ml. Hier wird schon von einem Vitamin-D-Mangel gesprochen. Ein guter Wert sollte bei 40 bis 60 ng/ml liegen. Daher ist es wichtig, dass wir unseren Vitamin-D-Spiegel genau kennen. Denn Vitamin D schützt uns vor zahlreichen Beschwerden und Krankheiten (siehe oben).

Jetzt kommt die schlechte Nachricht: Unser Organismus kann nur dann Vitamin D produzieren, wenn wir **kein** Sonnenschutzmittel verwenden. Ab Sonnenschutzfaktor 8 ist er dazu nicht mehr in der Lage. Darüber hinaus enthalten die meisten chemisch hergestellten Sonnenschutzmittel schädliche, östrogen wirksame Chemikalien. Was also tun? Doktor K. S. empfiehlt, täglich für zehn bis 15 Minuten in die Sonne zu gehen, im Sommer allerdings bitte nicht in die pralle Mittagssonne. Dabei verwenden Sie einen natürlichen Schutz, den zum Beispiel Kokosnussöl bietet. Sein Lichtschutzfaktor ist zwar etwas niedriger – er entspricht etwa 4 –, aber Sie bleiben sowieso nicht stundenlang draußen. Alternativ stellen Sie ihr eigenes Sonnenschutzöl her, eine Rezeptur finden Sie auf Seite 223.

Nach einem Sonnenbad sollten Sie etwa eine Stunde nicht duschen. Das Vitamin D, das sich gerade gebildet hat, liegt quasi auf Ihrer Haut. Beim Duschen würde es abgespült werden, zumal wenn Duschgel (eventuell chemischen Ursprungs) verwendet wird.

»Sonnenbehandlung«

So unterstützen Sie die Sonne und Ihren Körper bei der Vitamin-D-Produktion: Öffnen Sie mit einer Nadel eine Vitamin-D-Kapsel oder schneiden Sie sie auf. Drücken Sie den Inhalt heraus und verteilen Sie die Flüssigkeit auf Ihrer Haut (Gesicht, Hals, Dekolleté, Arme, Hände – wo immer Sie möchten). Nun setzen Sie sich für zehn bis zwölf Minuten (bitte nicht länger!) in die pralle Sonne. Und nicht vergessen: Duschen Sie erst nach einer Stunde. Diese »Sonnenbehandlung« können Sie dreimal wöchentlich durchführen.

In diesen Fällen droht Vitamin-D-Mangel

Bestimmte Menschen sind stärker gefährdet als andere, einen Vitamin-D-Mangel zu entwickeln. Wenn auf Sie einer oder mehrere der folgenden Punkte zutreffen, sollten Sie Ihren Vitamin-D-Spiegel auf jeden Fall überprüfen lassen.

Sie sind über 50 Jahre alt: Wenn wir älter werden, kann unser Organismus nicht mehr so viel Vitamin D über unsere Haut produzieren wie in jungen Jahren. Auch unsere Nieren synthetisieren im Alter weniger Vitamin D in unserem Körper.

Sie haben eine dunkle Haut: Das Hautpigment wirkt als natürlicher Sonnenschutz, daher benötigt dunkle Haut mehr Sonneneinstrahlung, um Vitamin D zu bilden.

Sie sind übergewichtig oder fettleibig: Vitamin D ist fettlöslich. Je mehr Körperfett wir haben, desto mehr Vitamin D benötigen wir also.

Sie leiden unter Verdauungsproblemen: Bei Problemen mit der Verdauung ist unser Darm nicht in der Lage, das Vitamin D aus der Nahrung zu absorbieren. Ein Mangel an Vitamin D kann auch Erkrankungen wie Morbus Crohn, Mukoviszidose und/oder Zöliakie hervorrufen.

Sie leiden unter Blähungen, Verstopfung etc.: Ein Vitamin-D-Mangel kann zu einem »sauren Reflux« führen, das heißt einer schlechten Magenentleerung, gefolgt von Blähungen und Verstopfung.

Sie leben in einem Klima mit wenig Sonne: Wer in einem Klima mit wenig oder kaum Sonne lebt, kann nicht genügend Vitamin D aus der Sonne generieren.

Sie ernähren sich vegan oder vegetarisch: Wer sich streng vegan oder vegetarisch ernährt, nimmt mit sehr großer Wahrscheinlichkeit nicht ausreichend Vitamin D zu sich. Denn die meisten Nahrungsquellen für Vitamin D kommen aus tierischen Lebensmitteln.

Symptome eines Vitamin-D-Mangels

Psychische Beeinträchtigungen: Niedrige Konzentrationen von Vitamin D gehen mit Depression und Angst einher. Ein moderater bis schwerer Mangel kann das Risiko einiger Formen der Demenz bei älteren Menschen verdoppeln, einschließlich der Alzheimer-Krankheit. Eine Unterversorgung mit Vitamin D kann kognitive Probleme und Stimmungsschwankungen verursachen.

Starkes Schwitzen, insbesondere am Kopf.

Schwache oder leicht brechende Knochen, schlechte Heilung von Brüchen.

Schlafstörungen, Schlaflosigkeit, Schlafapnoe, Aufschrecken in der Nacht etc., übermäßige Müdigkeit am Tag.

Schilddrüsenprobleme

Häufige Infektionen aufgrund eines durch Vitamin-D-Mangel geschwächten Immunsystems.

Anämie/Eisenmangel

Können wir zu viel Vitamin D bekommen?

Zu viel von etwas ist immer schlecht! Vitamin D ist da keine Ausnahme. Also gilt auch hier mein Spruch: »Die Dosis macht's!« Wir sollen es ja auch nicht übertreiben. Eine tägliche Einnahme von 50 000 IE Vitamin D, über mehrere Monate, kann zu einer Toxizität führen. Doch bei normaler Dosierung ist eine Toxizität eher ungewöhnlich, trotzdem sollten Menschen mit Nieren- oder Lebererkrankungen die Einnahme unbedingt mit ihrem Arzt besprechen! Die gute Nachricht: Es ist nicht möglich, durch Sonnenbäder eine »Überdosierung« herbeizuführen, denn sobald der Vitamin-D-Level in unserem Organismus erreicht ist, produziert unsere Haut es nicht mehr. Schlaue Haut!

Geistig fit bleiben

»Ich will lange leben, aber nicht alt werden.« Kommt Ihnen dieser Gedanke bekannt vor? Es versteht sich fast von selbst, dass unsere geistige Fitness dabei genauso gemeint ist wie unsere körperliche Leistungsfähigkeit.

Unser Gehirn ist mit einem 100 Kilometer langen Neuronen-Netzwerk ausgestattet. Das muss man sich mal vorstellen. Obwohl täglich bis zu 100 000 Gehirnzellen absterben, entspricht dies am Ende unseres Lebens gerade mal zehn Prozent der gesamten Nervenzellen-Kapazität. Übrigens, unser Gehirn wiegt durchschnittlich 1,4 Kilogramm und macht nur etwa drei Prozent unseres gesamten Körpergewichts aus. Da es jedoch ununterbrochen aktiv ist, benötigt es eine ungeheure Menge an Energie – weitaus mehr als der Rest unseres Körpers. Unser Gehirn schläft nie. Um diese enorme Leistung zu vollbringen, braucht es viel Flüssigkeit, daher ist es wichtig, über den Tag verteilt reichlich stilles Wasser zu trinken (bitte kein Sprudelwasser), als Richtlinie gilt zwei Liter am Tag. Wenn wir zu wenig trinken, äußert sich das in Kopfschmerzen, Unkonzentriertheit, der Kreislauf schwächelt etc.

Tipps für ein aktives Gehirn

- Dauerstress wirkt sich negativ auf das Gehirn aus, daher sollten Sie ihn vermeiden.
- Meditation verbessert die Vernetzung unseres Gehirns. Wir sind kreativer, entspannter und können Stress besser abbauen.
- Die alltägliche enorme Leistung unseres Gehirns wird mit einem Nickerchen verbessert: Lernen und Konzentrationsvermögen nehmen zu.
- Und natürlich ist Sport gut für unser Gehirn.

Brain Food

Mit der richtigen Ernährung machen Sie Ihr Gehirn »glücklich« und sorgen dafür, dass es auch noch im Alter gut funktioniert.

- Essen Sie zum Frühstück **proteinhaltige Nahrungsmittel**, wenn Sie Ihr Gehirn so richtig in Fahrt bringen wollen. Das fördert die Konzentration.
- **Omega-3-Fettsäuren**, wie sie beispielsweise in **Chia-Samen** enthalten sind, bringen nicht nur Power für unser Gehirn, sondern sie werden auch für den Aufbau von Gehirnzellen gebraucht.
- Notwendige ungesättigte Fettsäuren sind auch in **Kokosnussöl**, **Nüssen**, **Meeresfrüchten**, **Hülsenfrüchten**, **Amaranth** und fettreichem **Fisch** enthalten. **Walnüsse** beispielsweise gelten aufgrund ihrer hohen Mengen an Omega-3- und 6-Fettsäuren als Jungbrunnen für das Denken.
- Essen Sie viele Lebensmittel, in denen **Cholin** und **Aminosäuren** enthalten sind: **Eier**, **Eigelb** (680 Milligramm Cholin in 100 Gramm), **Amaranth**, **Blumenkohl**, **Kabeljau**, **Hähnchenfleisch**, **Rinderleber** (418 Milligramm Cholin in 100 Gramm), **Kidney-Bohnen**, **Nüsse**, **Quinoa**, **Spinat**. Cholin ist für das Gehirn, die Nerven und die Stimmungslage sehr wichtig, Aminosäuren werden von unserem Gehirn in Serotonin umgewandelt.
- **Bananen** bringen gute Laune. Sie enthalten viel Magnesium, stärken die Nerven und heben die Stimmung. **Linsen** liefern hochwertiges Eiweiß und Mineralstoffe. **Kurkumin** verhindert Kalkablagerungen und schützt das Gehirn damit vor Verkalkung. Im dritten Teil des Buches finden Sie Rezepte für Kurkuma-Drinks zur Verjüngung des Gehirns.

Unsere Denkzentrale kann allerdings Vitamine, Kohlenhydrate und dergleichen nicht speichern. Deshalb müssen wir unser Gehirn tagtäglich damit versorgen, damit es gut funktionieren kann. Besonders wenn wir älter werden, müssen wir ihm dafür die richtige Nahrung zuführen, sogenanntes Brain Food. Mit Pillen lässt sich die Gedächtnisleistung zwar kurzfristig verbessern, aber um dem Gehirn langfristig auf die Sprünge zu helfen, bedarf es etwas mehr. »Inwieweit sich gesunde Nahrung auf unser Gehirn auswirkt, erforscht man schon länger«, erklärte mir Doktor K. S. »Nutritional Neuroscience (Nahrungsbezogene Hirnforschung) ist mittlerweile rund um den halben Globus ein Thema, und zwar mit einer klaren Botschaft an uns alle: Wir können mit gesunder Ernährung unsere grauen Zellen positiv beeinflussen, quasi ein Gehirndoping durchführen. Die Leistungsfähigkeit unseres Gehirns kann bewiesenermaßen auf natürlichem Weg gesteigert werden!«

Was unserem Gehirn schadet

Verzehren Sie keine weizen- und glutenhaltigen Nahrungsmittel. Es sind die Dickmacher Nummer eins und schaden unserem Gehirn enorm. Und hüten Sie sich vor scheinbaren Fitmachern, denn bestimmte Nahrungsmittel können unser Gehirn austricksen. Sie schütten viele Botenstoffe aus, die sogenannten Neurotransmitter, und geben uns das Gefühl, dass wir uns super fühlen, wacher und aktiver sind. Doch dies passiert erstens nur für eine ganz kurze Zeit, und zweitens ist das alles nur Schein. Beispielsweise Kaffee und Schokolade: Das Koffein verschafft uns einen schnellen Adrenalinschub und die Schokolade ein kurzfristiges Glücksgefühl. Beide Genussmittel ermutigen sozusagen unser Gehirn zu einer Unterregulation –

und machen es auf Dauer für unsere eigenen Botenstoffe immun. Mit der Zeit wird unser Gehirn unfähig, ein »gesundes Modell« für eigene Gehirnaktivitäten zu entwickeln. Wir wollen mehr Kaffee und noch mehr Schokolade.

Weitere Stoffe, die für unser Gehirn schädlich sind, heißen »Transfettsäuren«. Sie stecken in industriell hergestellten Fertiggerichten, Pommes und Croissants. Die Flexibilität unserer Gehirnzellen leidet darunter, und zudem werden Antioxidantien zerstört, die wir in gutem Glauben über unsere Nahrung fleißig zu uns nehmen. Noch schlimmer: Diese Gehirnkiller hemmen sogar die wichtige Wirkung essenzieller Fettsäuren (z.B. Omega-3-Fettsäuren) in unserem Kopf.

Schulische Leistungen fördern

Omega-3-Fettsäuren sind wichtig für eine gute und normale Gehirnfunktion. Ein Mangel kann zu einer Beeinträchtigung der Gedächtnisleistung und der Lernfähigkeit führen. Er wird auch mit einem erhöhten Risiko von mehreren psychischen Störungen verbunden, einschließlich Demenz, Depression, Legasthenie, bipolare Störung, Schizophrenie und Aufmerksamkeitsdefizit-Störung.

In aktuellen Studien wurden Kinder ausgewählt, die »ihr Potenzial in der Schule nicht ausschöpfen«. In regelmäßig stattfindenden Tests wurden ihre Konzentrationsfähigkeit, Koordination und ihre akademische Fähigkeit gemessen. Eine Gruppe bekam Omega-3-Fettsäuren und die andere Placebo. Nach vorläufigen Ergebnissen konnte eine Verbesserung der schulischen Leistungen in der Gruppe beobachtet werden, die Omega-3-Fettsäuren bekam. Die Ergebnisse dieser Studie müssen wissenschaftlich weiter überprüft werden, doch sie scheinen mit denen anderer Studien übereinzustimmen, bei denen neben Omega-3-Fettsäuren auch Mikronährstoffe (Eisen, Zink, Folsäure und die Vitamine A, B_6, B_{12} und C) verabreicht wurden. Diese Stoffe wurden in einer Getränkemischung 396 Kindern zwischen sechs und zwölf Jahren in Australien und 394 Kindern gleichen Alters in Indonesien zur Verfügung gestellt.

Ein Mangel an B-Vitaminen (insbesondere B_6 und B_{12}), Folsäure und Wasser schaden unserem Gehirn. Umgekehrt wirkt sich die ausreichende Versorgung mit Folsäure günstig auf Gedächtnisstörungen und Depressionen aus.

Übrigens

Wir sollten nicht nur unser Gehirn »glücklich« machen, sondern auch uns selbst. Der berühmte Herzspezialist, Dr. Christiaan N. Barnard, sagte einmal auf die Frage, was denn neben gesunder Ernährung sonst noch für unser Herz wichtig sei: »Täglich dafür zu sorgen, dass unser Körper genügend Endorphine ausschüttet, die sogenannten Glückshormone.«

Zugegeben, das ist nicht immer leicht, aber auch nicht unmöglich. Bereiten Sie sich täglich eine Freude, womit auch immer.

Ein Pilz, der die Zutat für Gesundheit, Schönheit und ewige Jugend enthält

Seit vielen Jahren sind wir mit Susanto befreundet, der ursprünglich aus Indonesien stammt und auf der Insel Java geboren wurde. Schon immer hatte ich mich gewundert, wie jung er aussieht. Eines Tages

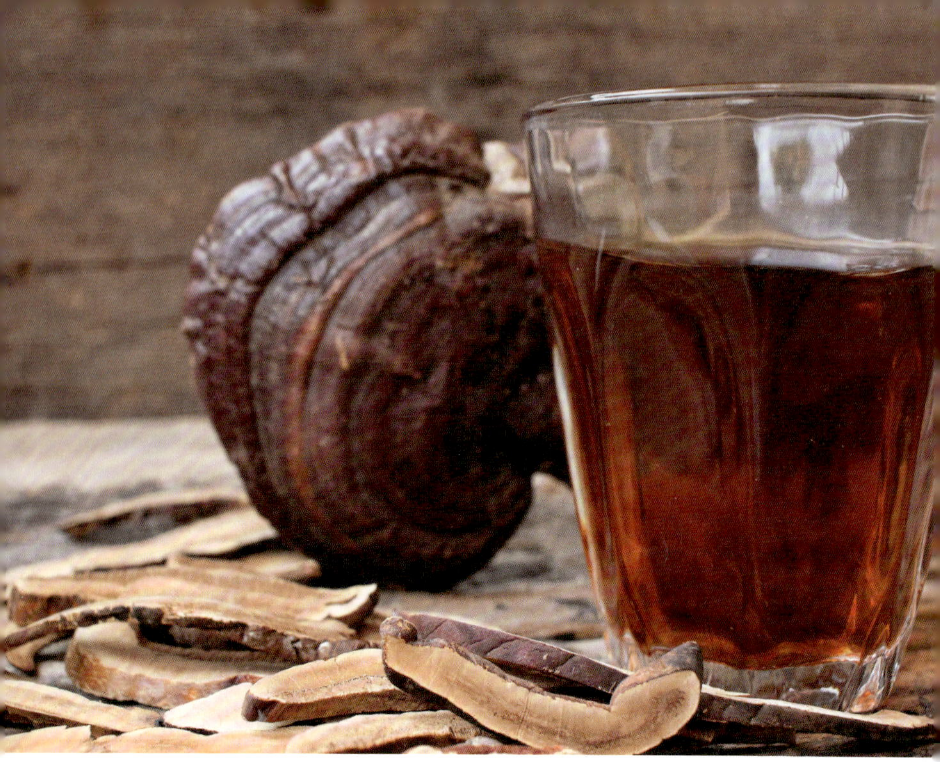

wollte ich es endlich wissen und fragte ihn nach seinem Alter. Ich hatte ihn bis dahin auf um die 30 geschätzt. Als er mir seinen Pass zeigte, konnte ich es kaum glauben. Susanto war 45 Jahre alt, »pumperlgsund« und schön schlank, kein Gramm zu viel. »Wie machst du das?«, fragte ich ihn. Da begann er zu erzählen: »Schon vor mehr als 2000 Jahren tranken die Kaiser der großen chinesischen Dynastien und der gesamte japanische Königshof ein Teegebräu aus einem geheimnisvollen Pilz. Die höchste, wertvollste und potenteste Art von allen Pilzen überhaupt …« Nachdem Susanto seinen kleinen Ausflug in die Geschichte der chinesischen Dynastien beendet hatte, machte ich mich sofort an die Recherche, sprach ausführlich mit Doktor K. S. und anderen Kennern über diesen Wunderpilz. Seine Wirksamkeit wurde bereits von dem legendären Shen Nong, der als Begründer der chinesischen Kräuterkunde gilt, bezeugt und hoch gelobt. In seinem großen Kräuterbuch beschreibt er diesen Pilz als wirksames Stärkungsmittel. Taoisten glauben, dass er die Zutat für das Elixier der ewigen Jugend enthält: Er sei eine Wunderwaffe im Kampf gegen innere und äußere Alterung. In vielen überlieferten Geschichten spielt der Wunderpilz eine Rolle als heilende, unsterblich machende Substanz.

Der botanische Name des Pilzes ist *Ganoderma lucidum*, auf Deutsch »Glänzender Lackporling«. Bekannter ist er jedoch unter seinem chinesischen Namen »Ling Zhi«, in Malaysia nennt man ihn »Kulat«, in Japan »Reishi«.

Historische Überlieferung – der Wunderpilz

»The Emperor Wu of Han« regierte 141 bis 87 v. Chr. und war einer der bedeutendsten Herrscher Chinas. Er schickte viele Alchemisten durch das Land, um den Pilz Ling Zhi (*Ganoderma*) zu finden. Aber sie kamen mit leeren Händen zurück. Der Kaiser war zutiefst betrübt über das Resultat. Dann, im Sommer 109 v. Chr., wurden in den Gärten seines Palastes, dem »Süßen Frühlingspalais«, nahe eines Mausoleums neun »Blüten« von Ganoderma entdeckt. Der Kaiser wertete das Auftauchen dieser Wunderpflanze als ein Zeichen des Himmels. Er gewährte allen Gefangenen Amnestie und bestellte Musiker in seinen Palast, die speziell für dieses Ereignis einen Song komponieren mussten.

Auch in alten chinesischen Märchen findet Ganoderma als heilende, unsterblich machende Substanz und hochpotentes geistiges »Kraut« Erwähnung. Zum Beispiel stiehlt in der Geschichte »The White Snake« eine mystische Heldin den magischen Pilz von den Göttern, um das Leben ihres menschlichen Geliebten zu retten.

Die Verfügbarkeit von Ling Zhi

Heute wird Ling Zhi in asiatischen Ländern wie China, Japan, Malaysia, Korea und Taiwan zur Verjüngung und Heilung von Krankheiten benutzt. Er sorgt für Vitalität, Langlebigkeit, Kraft und ist potenzsteigernd. Daher hatte er in der Antike auch den Namen »Suppe des Kaisers mit tausend Mätressen«. In der westlichen Welt ist Ling Zhi noch relativ unbekannt.

Diese besondere Pilzart ist kein herkömmlicher Speisepilz! Er wächst wild in abgelegenen, dicht bewaldeten Bergwäldern bei hoher Luftfeuchtigkeit und unter schattigem Sonnenlicht. Ling Zhi ist nicht sehr häufig zu finden, da er in erster Linie auf getrockneten Stämmen toter, ganz bestimmter Bäume und an Wurzeln »blüht«. Da der Pilz so schwer zu bekommen und daher selten ist, war er lange Zeit ausschließlich für medizinische Zwecke und für vermögende Menschen reserviert. Erst Ende des 20. Jahrhunderts konnte er kultiviert und so einer breiteren Öffentlichkeit verfügbar gemacht werden.

Auch heute noch ist echter Ling Zhi nicht günstig. Angeboten werden viele Zubereitungsformen – hüten Sie sich vor Billigprodukten! Ich trinke mittlerweile täglich »meinen« Ling-Zhi-Kaffee, die neueste Variante, die es hier in Malaysia gibt, ebenso Tee, der mit Ling Zhi angereichert ist.

Der Pilz wächst übrigens auch in Deutschland, ist hier und da unter ganz bestimmten klimatischen Bedingungen zu finden und trägt wie bereits erwähnt den Namen »Glänzender Lackporling«. Aber bitte denken Sie daran, dass es sich dabei nicht um einen herkömmlichen Speisepilz handelt, den man sammelt und zu Hause in der Pfanne brät!

Ling Zhi stärkt das Immunsystem

Ling Zhi arbeitet ganzheitlich in unserem Organismus, er wirkt direkt auf das Immunsystem. Und das Immunsystem sorgt dafür, dass wir gesund bleiben. Ling Zhi kann keine Krankheiten heilen, aber unser Immunsystem kann es! Der besondere Pilz wirkt dabei auf enorme Weise. Viele japanische Studien haben gezeigt, dass Ling Zhi in unserem Organismus insgesamt die Widerstandsfähigkeit gegen Krankheiten stärkt. Durch seine reinigende Kraft wird die Durchblutung verbessert, das Immunsystem wird gestärkt, die Entgiftung, Verjüngung und Revitalisierung des Organismus werden gefördert, und es kann insbesondere eine Verbesserung der Krankheiten, die häufig mit fortgeschrittenem Alter auftreten, verzeichnet werden.

Die Anti-Alterungseigenschaften hängen damit zusammen, dass der Pilz die Durchblutung verbessert und die Haut mehr Nährstoffe erhält. So kann Ling Zhi auch in den Reparaturprozess sonnengeschädigter Haut eingreifen. Pickel, Akne und dunkle Hautflecken werden reduziert. Ling Zhi hilft also bei Akne, verbessert den Teint und reduziert feine Linien und Altersflecken. Darüber hinaus wirkt er beruhigend und stressmindernd auf den Organismus und verbessert die Schlafqualität. Der Super-Pilz enthält das ganze Spektrum an Vitaminen und Mineralien und ist eine natürliche Quelle all dieser lebensnotwendigen Stoffe.

Schönheit und jugendliche Fitness kommt von innen, und Ling Zhi kann dabei helfen, beides aufrechtzuerhalten.

Ling Zhi in der TCM

In den alten chinesischen Schriften steht geschrieben »Ling Zhi ist der beste Arzt« und obendrein ein natürlicher Helfer im Kampf gegen das Altern. So genießt der Pilz in der Traditionellen Chinesischen Medizin (TCM) einen hervorragenden Ruf: Ling Zhi …

- … hat immunstärkende Eigenschaften, intensiviert die natürliche Heilkraft des Körpers (Immunsystem) und aktiviert die Selbstheilungskräfte.
- … ist eine wirksame Prävention gegen oxidative Schäden und ihre Folgeerkrankungen.
- … wirkt schmerzlindernd, schmerzstillend, entzündungshemmend, antibakteriell, antiviral, entwurmend, antiseptisch und desinfizierend.
- … verjüngt das Körpergewebe (was beweist, dass Schönheit von innen kommt).
- … beseitigt tote Hautzellen und kann so die frühen Anzeichen von Falten verhindern.
- … unterstützt die Freisetzung von Hormonen für neue, junge Haut.
- … bringt natürliche Feuchtigkeit in der Haut zurück (verhindert alle Arten von Trockenheit, speziell bei Frauen).
- … unterstützt die Beseitigung aller Arten von Hauterkrankungen, die durch Viren, Pilze oder Bakterien entstanden sind.
- … fördert den Stoffwechsel und hilft dem Verdauungstrakt.
- … fördert die Blutzirkulation, wodurch Blutgerinnsel und Thromben (Blutpfropfen) in den Blutgefäßen verhindert und sogar beseitigt werden.
- … regelt den pH-Wert im Blut.
- … erhöht die Sauerstoffkapazität der roten Blutkörperchen.

- … reguliert den Sauerstoffgehalt im Körper.
- … stabilisiert die Membrane der roten Blutkörperchen.
- … senkt »schlechtes« Cholesterin im Blut und neutralisiert Fett im Körper.
- … hilft der Bauchspeicheldrüse und senkt den Butzuckerspiegel.
- … stimuliert und fördert das gesunde Wachstum sowie die Entwicklung des Gehirns, auch von Föten im Mutterleib.
- … stärkt die Nieren.
- … hilft Gifte auszuschwemmen und verhindert somit toxische Ablagerungen.
- … stabilisiert die Nerven.
- … hilft Hörprobleme und Sehschwächen zu verhindern.
- … hemmt das Wachstum von verschiedenen Tumorarten.
- … verstärkt die Zellmembran.
- … gleicht elektrische Ladungen im Körper aus.
- … wirkt als potentester, natürlichster »Stimmungsaufheller« für den Menschen.
- … verhindert Nebenwirkungen verschreibungspflichtiger (westlicher) Medikamente, die zu heilen versuchen, aber oftmals böse, unerwünschte Wirkungen haben.

Jung essen

Es ist, wie schon erwähnt, eine felsenfeste Tatsache, dass wir altern. Altern ist ein normaler, biologischer Prozess, den wir nicht stoppen können. Aber wir können ihn definitiv verlangsamen!

Mit den Jahren verliert unsere Haut an Elastizität, es bilden sich Falten, die wir, mehr oder weniger, mit allen möglichen Produkten und Maßnahmen versuchen zu minimieren oder zu eliminieren. Unsere Haut verliert ihre rosige Frische, und unsere Haare verlieren die Farbe. Wenn wir älter werden, schlagen wir uns viel häufiger und länger mit Krankheiten herum, die früher fast spurlos an uns vorbeigezogen sind. Die letzte Erkältung hielt uns für sage und schreibe drei Wochen im Bett. »Halleluja. Es wird Zeit, gegen alle diese und viele weitere Alterserscheinungen etwas zu tun!« Wenn Sie so denken, ist dieses Kapitel garantiert sehr interessant für Sie. Und wenn Sie jetzt aufschreien und sagen: »Ach, das geht doch gar nicht!«, möchte ich Ihnen zurufen: Doch, wir können den Alterungsprozess tatsächlich verlangsamen. Von Stoppen habe ich nicht gesprochen. Wüsste ich, wie das geht, wäre ich unermesslich reich und berühmt.

Täglich Obst und Gemüse

Wenn wir uns im Bekannten oder Freundeskreis umschauen, können wir sicher alle feststellen, dass es beim Prozess der Alterung große Unterschiede gibt. Es gibt Menschen, die sehen bereits mit 35 aus wie 50, und andere sehen mit 60 aus wie Mitte 40. Warum das so ist, liegt zum einen an unseren Genen, aber vor allem auch an unserer Ernährung und unserem Lebensstil. Im Grunde wissen wir doch alle, dass übermäßiger Alkoholkonsum, Rauchen, zu wenig Bewegung, ungesunde Ernährung, zu wenig Schlaf und Dauerstress uns nicht dabei helfen, jung, frisch und fit zu bleiben – bis ins hohe Alter. Keine Frage. Trotzdem kann es sicherlich nicht schaden, diese Altmacher noch mal zu erwähnen, quasi Schwarz auf Weiß zu lesen.

Wie Sie vielleicht aus meinem ersten SOS-Buch wissen, bin ich im doppelten Sinne ein ausgewachsener Sportmuffel. Ja, ich weiß: Böses Mädchen. Täglich gelobe ich Besserung. Daher kann ich Sie alle nur dazu ermuntern, es besser zu machen als ich. Was jedoch die Ernährung betrifft, so darf ich mich als ein braves Mädchen bezeichnen. Ich verzehre täglich Gemüse und Obst. Dabei achte ich auf eine sinnvolle Zusammenstellung.

Verschiedene Sorten Obst und Gemüse reparieren sozusagen unermüdlich Schäden an unseren Zellen, da sie mit Antioxidantien, Mineralstoffen und Vitaminen vollgestopft sind. Dazu gehören folgende Sorten.

Frisches Gemüse: Brokkoli, Grünkohl, Möhren, Paprika, Spinat, Wirsing, Knoblauch, Ingwer, Kürbis, Rosenkohl, Rote Bete, Rotkohl, Weißkohl, Tomaten.

Frisches Obst: Papaya, Mangostinos (Mangostan), Aprikosen, Ananas, Brombeeren, Erdbeeren, Blaubeeren, Himbeeren, Johannisbeeren, Kirschen (hier besonders die dunkelroten), Feigen.

Außerdem: Leinsamen, Chia-Samen, Sesam und diverse Nüsse.

Die Kombination ist wichtig

Am effektivsten wirken die verschiedenen Antioxidantien, wenn sie unserem Organismus in einer ganz bestimmten Kombination zugeführt werden. Dadurch entstehen synergetische Effekte, die nahezu eine optimale Wirkung sicherstellen. Beispielsweise ist die gemeinsame Aufnahme von Vitamin C und E zu empfehlen: Vitamin E fängt freie Radikale in unserem Organismus ab und oxidiert anschließend. Damit ist es für unseren Organismus nicht mehr von Nutzen. Nun kommt Vitamin C und wandelt das oxidierte Vitamin E wieder in seine ursprüngliche Form um. Voilà. Vitamin E ist für unseren Organismus wieder aktiv und kann seine »Arbeit« fortführen.

Gute Vitamin-E-Lieferanten sind: Schwarzwurzeln, Eigelb, Haselnüsse, Mandeln, Macadamia, Sonnenblumenkerne, Leinsamen, Erdnüsse, Walnüsse, Süßkartoffeln, Mangos, Avocados, schwarze Johannisbeeren, Lachs, Forelle.

Gute Vitamin-C-Lieferanten sind: Petersilie, Brokkoli, Fenchel, Rosenkohl, Grünkohl, Hagebutten, Sanddornbeeren, schwarze Johannisbeeren, Vogelbeeren, Erdbeeren, Guaven, Kiwis, Grapefruits, Limetten, Mangos, Zitronen, Orangen.

Exotische Vitamin-C-Bomben sind Buschpflaumen, Camu-Camu und Acerola-Kirschen.

Bitte beachten Sie, dass ich hier immer von frischem Gemüse und Obst aus biologischem Anbau spreche. Verwenden Sie keine Dosenfrüchte, eingelegte oder getrocknete Ware. Tiefkühlware ist eine Alternative, wenn Sie die Herkunft der Frischware kennen.

Außerdem: Rohkost enthält stets mehr Vitamin C als gekochtes Gemüse oder Obst, da Vitamin C hitzeempfindlich ist. Durch Erhitzung wird es zerstört.

Doktor K. S. empfiehlt übrigens, eine Kombination von Vitamin K und D einzunehmen. Sie ist für unseren Organismus geradezu optimal, insbesondere für die Prävention gegen Herzerkrankungen (Kardiovaskuläre Probleme). Vitamin K ist in grünem Gemüse wie Kohl und Spinat enthalten. Vitamin D kommt in allen Produkten tierischen Ursprungs vor (Eier, Lachs, Hering, Rinderleber, Austern), ist aber auch enthalten in Avocados, Champignons, Lebertran.

Verjüngendes Salatdressing

Eine optimale verjüngende Kombination aus Vitamin C und E liefert ein Salatdressing aus folgenden Zutaten: frische Petersilie (Vitamin C), kaltgepresstes Öl (Kokosnuss-, Argan- oder Olivenöl: Vitamin E), frisch gepresster Zitronensaft (Vitamin C), ein paar Scheiben Avocado (Vitamin E), eine Handvoll frische Spinatblätter (Vitamin C), Leinsamen (Vitamin E), gehackte Mandeln (Vitamin E).

Dazu Paprika, Tomaten und grüner Salat – und schon haben Sie einen super gesunden und echten Jungmacher.

Papaya und Papain

Die Top-Frucht im Kampf gegen Alterung ist für mich unzweifelhaft die Papaya, und zwar aufgrund des in ihr enthaltenen Papains. Es ist ein wahres Anti-Aging-Mittel. Und für alle, die gerne schlank und gesund sein möchten, die beste Nachricht überhaupt: Papaya-Enzyme können Fettpölsterchen schmelzen lassen! Papain, einer der wichtigsten Inhaltsstoffe der Papaya, ist in der Lage, Eiweiß aufzuspalten, und ähnelt in seiner Wirkungsweise den Enzymen der Bauchspeicheldrüse, kann also die Verdauung ankurbeln und die Einlagerung von Depotfett verhindern. Von den Indianern Mittel- und Südamerikas wird Papaya seit Jahrhunderten als Heilmittel verwendet.

Ausführliche Informationen über Papaya und Papain finden Sie in meinem ersten SOS-Buch. Darin erfahren Sie auch, wie ich mit Papain meine Cellulite losgeworden bin. Die Papaya ist mit vielen wertvollen Stoffen ausgestattet, die sie für unsere Gesundheit so beachtlich macht. Aber die Wirkung von Papain für eine schöne, ebenmäßige, frische und beinahe faltenfreie Haut schlägt alle anderen natürlichen Produkte für die Schönheit um Längen.

In Teil zwei des Buches gehe ich ausführlich auf die Papaya ein.

Das kleine ABCD gesunder und verjüngender Früchte und Nüsse

Ananas ist eine wahre »Stimmungsaufhellerin«. Gegen Depressionen helfen die in Ananas enthaltenen Aminosäuren (Serotonin und Tryptophan).

Aprikosen regen die Zellerneuerung und Blutbildung an. Ihr hoher Gehalt an Carotinoiden strafft die Haut, schützt Haare, Schleimhäute und die Sehkraft.

Brombeeren schützen unsere Gefäße, beugen Venenleiden vor. Achten Sie darauf, nur ganz reife Früchte zu verzehren. Dann haben Brombeeren den höchsten Gehalt an wichtigen Bestandteilen.

Cashewkerne (sind keine Nüsse) enthalten rund acht Gramm Omega-6-Fettsäuren, aber nur wenig Omega-3-Fettsäuren.

Auch **Erdbeeren** fördern die Bildung von Zellen und Blut.

Blaubeeren enthalten die »Verjüngungsstoffe« Anthocyane und Resveratrol (siehe Kapitel »Blaubeere – die Jungbrunnen-Königin«), schützen unsere Gefäße und fördern die Durchblutung.

Himbeeren sorgen für feste Nägel und glänzende Haare. Sie schützen außerdem die feinen Gefäße in unseren Augen.

Johannisbeeren verhindern Cholesterinablagerungen in unseren Arterien und helfen somit gegen die viel zitierte »Verkalkung« im Alter.

Kaktusfeigen schützen nachweislich die Prostata und sollten daher speziell von Männern verzehrt werden. Und sie helfen, gerade im Alter, gegen eine schwache Blase. Das wurde von der deutschen Gesellschaft für Urologie bestätigt. Zudem enthalten Kaktusfeigen Antioxidantien, die bei der Bekämpfung der Alterung helfen.

Macadamia-Nüsse fördern ebenfalls die Zellerneuerung.

Mandeln haben von allen Nüssen den höchsten Eiweißgehalt. Sie verschaffen uns ein Sättigungsgefühl, sorgen für eine gute Durchblutung, beschützen unsere Gefäße und das Herz und helfen unserem Gehirn bei seiner »Arbeit«.

Paranüsse sind gute »Zellenaufbauer«. Dafür sorgen die darin enthaltenen Spurenelemente, Proteine und der hohe Gehalt von Mineralien.

Pistazien haben den höchsten Anteil an Omega-3-Fettsäuren, aber wenig Omega-6-Fettsäuren.

Walnüsse enthalten sehr viel Omega-3-Fettsäuren. Aber auch B-Vitamine, die für eine erhöhte Gehirnleistung sorgen, besonders im Alter.

Zwei enorme Verjünger für innen und außen: Gerstengras und Weizengras

Als erste Getreideart wurde Gerste vom Menschen kultiviert. Ihre Verwendung als Lebensmittel und für medizinische Zwecke reicht bis 7000 v. Chr. zurück. Seit Tausenden von Jahren ist die Gerste auf der ganzen Welt Teil der Ernährung. Die Chinesen kultivierten sie etwa 2000 v. Chr., die alten Griechen verwendeten den Schleim aus dem Getreide, um Magen-Darm-Entzündungen zu behandeln, Gladiatoren aßen Gerste für Kraft und Ausdauer. Aus der medizinischen Historie ist zu entnehmen, dass die Gerste zur Behandlung von Haut, Leber, Blut und Störungen des gesamten Verdauungstraktes, inklusive der Verdauungsorgane wie Leber, Gallenblase und Bauchspeicheldrüse, eingesetzt wurde. Auch das junge Weizengras ist schon seit Urzeiten fester Bestandteil in der Ernährung der Menschen, und es ist ebenfalls sehr gesund.

Gerstengras besitzt mehr Vitalstoffe als Weizengras, und beide Getreide unterscheiden sich in ihrer Wirkungsweise. So fördert Gerstengras beispielsweise einen erholsamen Schlaf und beugt Schlafproblemen vor, während Weizengras eine belebende Wirkung hat. Gerstengraspulver kann einfach in ein Glas raumtemperiertes Wasser eingerührt werden (ohne dabei seine ganzheitliche Wirkung zu verlieren), wohingegen Weizengras möglichst frisch gepresst und gleich verzehrt werden sollte. Aber der Reihe nach … Doktor K. S. fragte mich, ob ich jemals von einem japanischen Pharmakologen namens Hagiwara gehört habe, der bei seinen Forschungen auf ein gesundheitsförderndes Multitalent gestoßen sei. Nein, von ihm hatte ich bis dahin noch nichts gehört. Sogleich begann unser indischer Doc zu erzählen.

Gerstengras – das Supernahrungsmittel des 21. Jahrhunderts

Der japanische Pharmakologe Dr. Yoshihide Hagiwara erforschte schon vor Jahrzehnten grüne Lebensmittel. Eines Tages entdeckte der Arzt das bis dahin nur an Tiere verfütterte Gerstengras. Er führte etliche Analysen durch und stellte fest, dass Gerstengras weitaus mehr Chlorophyll, Enzyme, Vitamine, Mineralstoffe und Spurenelemente enthält als alle übrigen Pflanzen, die er bis dahin untersucht hatte. Wie Sie vielleicht aus meinem ersten SOS-Buch wissen, hat Chlorophyll besondere Eigenschaften, die unsere Gesundheit unterstützen. Unter anderem kann es dabei helfen, das gefährliche Bauchfett zu reduzieren. Aber es kommt noch viel besser … Dr. Hagiwara ist es zu verdanken, dass Gerstengras zu den Nahrungsmitteln gehört, die derzeit am detailliertesten erforscht sind. Besonders beeindruckt war der Forscher von der hohen Konzentration der Nährstoffe in den Gräsern der grünen Gerste.

Gerstengras ist der Keimling der Gerstenpflanze. Wahrscheinlich ist Ihnen der Begriff Gerste wohlbekannt, nicht zuletzt aus der Bierherstellung. »German Beer«, erklärte Doktor K. S. amüsiert. Doch bevor die Gerste ihre typisch gelbe Farbe bekommt, werden ihre zarten tiefgrünen Gräser geerntet. Und genau in dieser frühen Phase enthalten sie besonders viele Nährstoffe. Sie besitzen einen enormen Reichtum an allen wichtigen Mineralstoffen, Vitaminen, Enzymen und Antioxidantien, die für unsere Gesundheit von Bedeutung sind. Während des Wachstums und der Reife nimmt der beachtliche Chlorophyllgehalt im Gerstengras ab, und auch der Anteil an Vitaminen und Eiweißen sinkt rasant. Es entstehen mehr und mehr unverdauliche Ballaststoffe. Daher gilt: Je dunkler das Grün, desto höher ist der Gehalt an Chlorophyll.

Als eines der wertvollsten Nahrungsmittel überhaupt betrachten inzwischen auch Ernährungswissenschaftler und andere Experten das Gerstengras. Denn in diesem frühen Stadium enthält die grüne Gerste noch kein Gluten und auch keine Anti-Nährstoffe wie beispielweise die Phytinsäure. Diese kann von uns Menschen, aber auch von vielen Tieren, nicht eigenständig aufgespalten werden und ver-

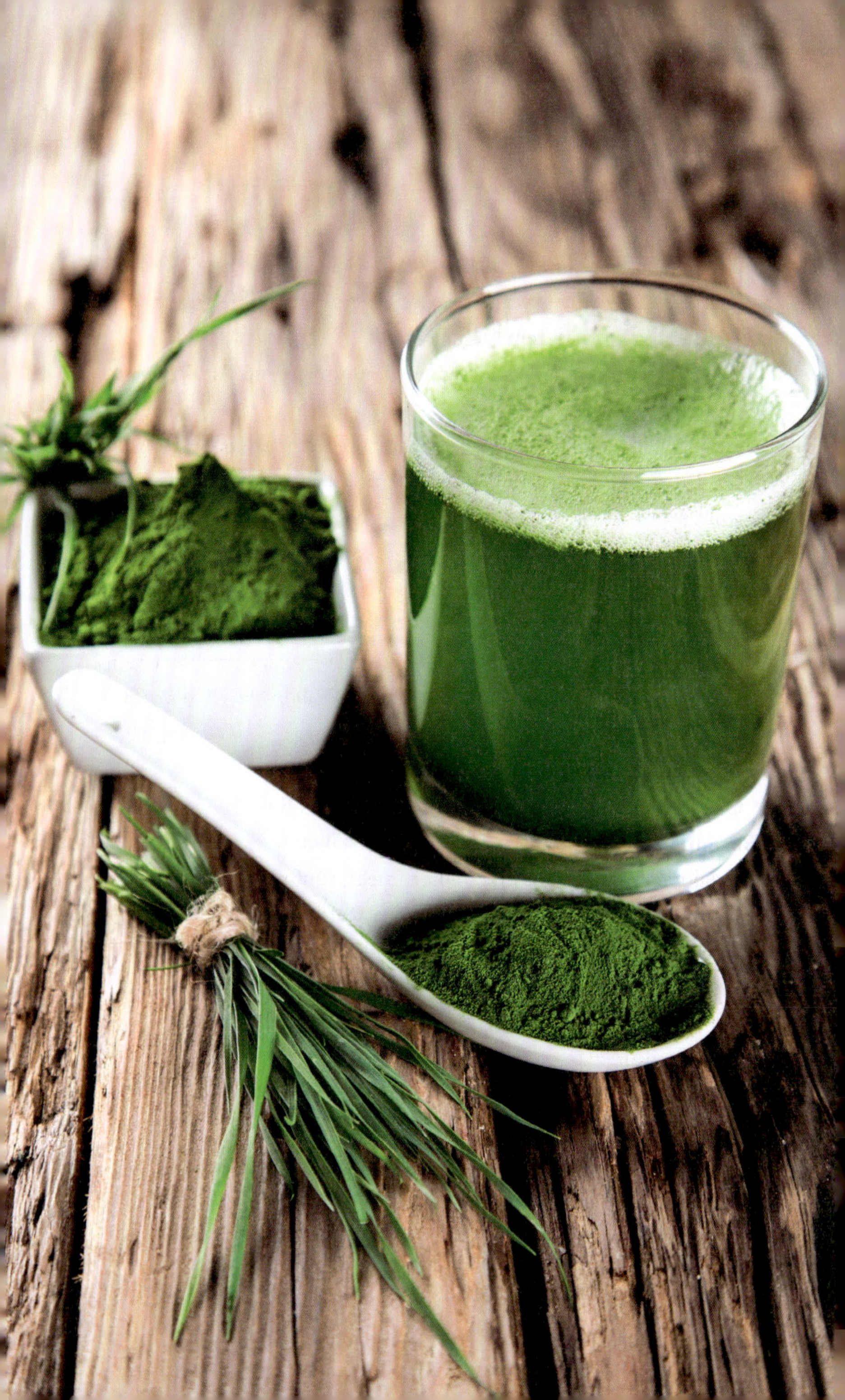

lässt sang- und klanglos unseren Organismus. Dagegen wäre nichts zu sagen, hätte sie nicht jede Menge Mineralstoffe im Schlepptau, wenn sie ausgeschieden wird. Sie stiehlt genau genommen die Mineralien. Mit anderen Worten: Phytinsäure verhindert die Aufnahme von Mineralien in unserem Organismus.

Wird Gerstengras in diesem frühen Stadium geerntet und zu Pulver verarbeitet, enthält es, quasi wie ein Füllhorn, noch alle lebenswichtigen Nährstoffe, womit kaum eine andere Pflanzenart konkurrieren kann. Im chlorophyllreichen Grün der Gerstenhalme sind gegenwärtig mehr als 20 unterschiedliche Enzyme nachgewiesen worden. Darunter auch zwei seltene Enzyme, die in unserem Organismus als Antioxidantien agieren. Gerstengras liefert außergewöhnlich hohe Mengen an den Vitaminen B_1, B_2, B_6, B_{12}, C, E, K, Beta-Carotin, Niacin sowie Folsäure. Außerdem verschafft es unserem Organismus reichlich Eisen, Magnesium, Kalium, Kalzium und Zink, Natrium, Phosphor und Kupfer sowie essenzielle Aminosäuren, die unser Körper selbst nicht produzieren kann.

Gerstengras enthält dreißigmal mehr Vitamin B und elfmal mehr Kalzium als Kuhmilch, siebenmal mehr Vitamin C als Orangen, fünfmal mehr Vitamin B_1 als Vollkornmehl, fünfmal mehr Eisen als Brokkoli oder Spinat, doppelt so viel Beta-Carotin wie Möhren, doppelt so viel Kalzium und Kalium wie Weizengras und doppelt so viel Ballaststoffe wie Kleie.

Profisportler schwören schon lange auf Gerstengras, da es einen hohen Anteil an pflanzlichem Eiweiß enthält, das für den Aufbau von Muskelmasse sehr wichtig ist. Merke: Je mehr Muskelmasse der Körper hat, desto besser der Fettabbau.

Die enorme antioxidative Eigenschaft von Gerstengras verhindert Akne, Neurodermitis, Geschwüre, repariert unsere DNA, schützt unsere Zellen vor Alterung und Zelltod. Gerstengras regeneriert Hautzellen, sorgt für eine schöne, straffe und gut durchblutete Haut und für mehr Elastizität, es wirkt tief im Hautgewebe und beugt Haarausfall vor. Thiamin und Niacin fördern das Haarwachstum, Eisen und Kupfer bekämpfen Haarausfall. Gerstengras »frischt« durch seinen Kupfergehalt die Haarfarbe auf, da Kupfer an der Bildung von Pigmenten (Melanin) beteiligt ist. Chlorophyll schützt uns vor schädlichen freien Radikalen, die zur vorzeitigen Hautalterung führen sowie Entzündungen, Arthritis und Gicht verursachen. Es kann Eisenmangel ausgleichen, fördert die Bildung neuer Blutzellen, reinigt das Blut, absorbiert Giftstoffe, Pestizide und Schwermetalle, sorgt für einen guten Stuhlgang und steigert unsere körperliche und geistige Leistungsfähigkeit. Gerstengras ist basisch, reguliert und neutralisiert somit eine Übersäuerung unseres Organismus. Es beseitigt »schlechte« Bakterien in unserem Darm und unterstützt den Aufbau einer gesunden Darmflora. Es wirkt präventiv gegen die Entstehung von Blutgerinnseln, hilft gegen Darmerkrankungen, schützt vor diversen chronischen Krankheiten, reguliert Blutzucker und Blutdruck, unterstützt das Herz, das Immunsystem sowie die Gewichtsabnahme.

Weizengras – ein Füllhorn an gesunden Stoffen

Weizengras ist wie Gerstengras ein Füllhorn an allen erdenklichen Vitalstoffen. Ihm werden ebenfalls enorme positive Eigenschaften für unsere Gesundheit, innen wie außen, zugesprochen. Moderne Analyseverfahren und wissenschaftliche Methoden verdichten die Hypothese, das beide Gräser (Weizengras jedoch als frisch gepresster Saft) tatsächlich »Superfoods« sind. Bei Weizengras sind in erster Linie seine blutbildenden Eigenschaften zu nennen, seine Fähigkeit, den Sauerstofftransport in unserem Blut zu verbessern, seine entzündungshemmenden Funktionen sowie ganz allgemein die Steigerung unserer Vitalität. Weizengras bietet praktisch alle Vorteile für ein gesundes, aktives Leben wie das Gerstengras. Es ist ebenso wirksam gegen Haarausfall, sorgt für eine tolle, straffe und gesunde Haut etc.

Interessanterweise kann frisch gepresster Weizengrassaft mit alkoholischen Cocktails gemischt werden. In einem entsprechenden Versuch hatten alle Probanden, die an diesem Wochenende ordentlich gefeiert hatten, am nächsten Morgen keinen Kater. Na denn … Denken Sie aber bitte daran, Alkohol zerstört Antioxidantien und lässt uns schneller altern.

Beauty-Tipp

Bevor Sie Weizen- oder Gerstengras (aufgelöst) trinken, entnehmen Sie 1 Teelöffel von dem Saft und verteilen ihn mit den Fingern in Ihrem Gesicht sowie auf Hals und Dekolleté.

Lassen Sie den Saft 10 bis 15 Minuten einwirken, dann waschen Sie ihn mit lauwarmem Wasser ab.

Hinweise zur Qualität und zur Anwendung der Gräser

Achten Sie bei beiden Gräsern auf Bioqualität. Sie sollten nachweislich aus ökologischem und kontrolliertem Anbau kommen, frei von Pestiziden und schädlichen Rückständen sein, ohne Zusätze von Farbstoffen, Aromastoffen, Bindemittel, Konservierungsstoffen, Zucker oder Maltodextrin. Das Saatgut soll nicht aus genmanipulierten

Beständen kommen, der Boden darf nicht mit Glyphosat behandelt worden sein. Das darf dann auch ruhig etwas kosten! Beste Qualität ist nämlich nicht billig. Und bei Lebensmitteln und Nahrungsergänzungsmitteln sage ich immer: Geiz ist nicht geil!

Unsachgemäße Pflege und Behandlung der Gräser kann zu Schimmelbefall führen, der sich dann auch im Produkt wiederfindet. Ausgenommen ist hier der sogenannte Schleimpilz. Er kann abgewaschen werden und befindet sich nur an der Außenseite der Halme. Aber alle anderen Pilze sind Anzeichen von Verderb, die Gräser sollten dann nicht mehr verwendet werden und haben ohnehin einen bitteren und muffigen Geschmack. Es gibt Hersteller, die nur die Spitzen der jungen Gräser verwenden, da sie die größte Menge all der gesundheitsfördernden Stoffe enthalten. Sie ernten »vor der großen Hitze«, damit so gut wie keine Vitalstoffe verloren gehen.

Angeboten werden Kapseln, Tabletten, Pulver und Saft. Wobei ich persönlich Kapseln und Pulver bevorzuge. Denn bis der Saft bei Ihnen im Haus ist, dauert es einige Zeit, bestimmte Vitamine und Nährstoffe könnten bis dahin unwirksam sein. Sie können den Saft natürlich auch selbst herstellen, dazu benötigen Sie einen leistungsstarken Entsafter und frisches Gras. Das Pulver können Sie zu frisch gepressten Säften oder Smoothies geben oder auf Salate streuen. Es darf aber niemals in heiße Speisen oder Getränke gemischt werden!

Wichtig!

Beide Gräser sind als sicher für den Verzehr eingestuft worden, trotzdem können Nebenwirkungen auftreten. Menschen mit einer Zöliakie (Glutenunverträglichkeit) oder Gluten- bzw. Weizensensitivität sollten weder Gersten- noch Weizengrasprodukte zu sich nehmen. Bei einer Weizenallergie ist Gerstengras erlaubt. Die »American Cancer Society« schlägt jedoch vor, dass Betroffene eine Einnahme mit ihrem Arzt besprechen, zumindest jedoch überwachen lassen sollten. Wenn Sie nach dem Konsum von Weizen- oder Gerstengras Kopfschmerzen bekommen oder wenn es Ihnen übel wird, sollten Sie weniger Saft trinken oder ihn mit anderen Säften mischen. Falls die Reaktion danach nicht verschwunden ist, sollten Sie den Saft nicht mehr trinken und Ihren Arzt konsultieren.

Diese Granaten haben es in sich

Granatäpfel sind tatsächlich als gesundheitliche und verjüngende Granaten zu bezeichnen, denn sie wirken unserer Alterung entgegen. Diese köstliche Frucht wartet mit Inhaltsstoffen auf, die andere das Fürchten lehren. Hier in Asien steht sie für Gesundheit und als Symbol für Fruchtbarkeit. Der Granatapfel ist eine der gesündesten Früchte auf unserem Planeten, daher wird er auch als »Paradiesapfel« bezeichnet.

Er ist nicht nur für seine Kombination aus Saftigkeit und »Knusprigkeit« bekannt, sondern auch für seinen hohen Gehalt an wertvollen Nährstoffen. Sein Reichtum an Folsäure und den Vitaminen A, C und E bietet nicht nur etliche Vorteile für unsere Gesundheit, sondern auch für unsere Haut. Zusätzlich liefert der Granatapfel das wichtige Vitamin K und viele B-Vitamine sowie verdauungsfördernde Ballaststoffe, die gegen Durchfall und Verstopfung helfen. Die Auflistung der gesundheitsfördernden Inhaltsstoffe liest sich quasi wie das Who is who der Früchte: Vitamin A, Vitamin B_5 (unterstützt den Stoffwechsel von Eiweißen, Kohlenhydraten und Fetten in unse-

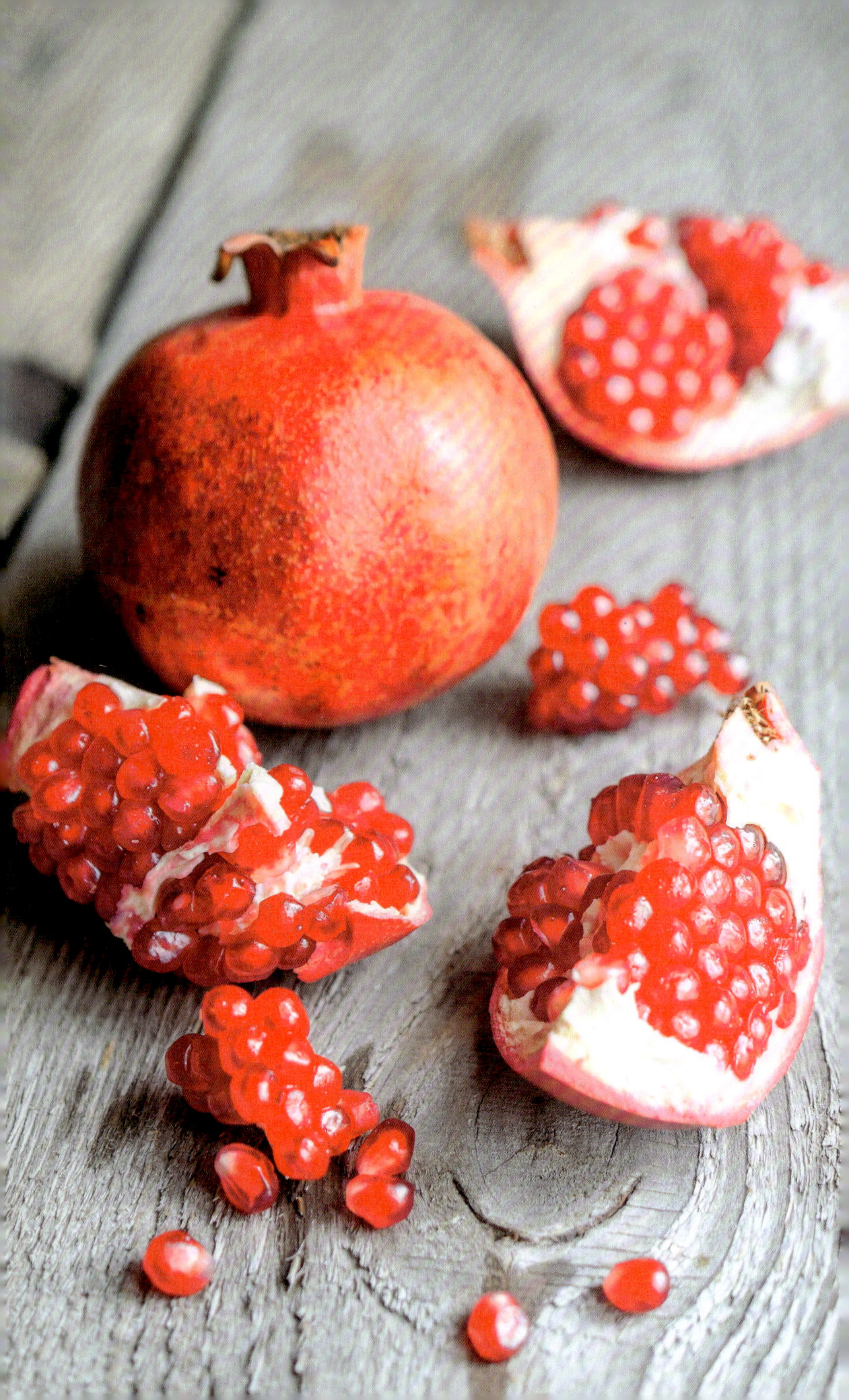

rem Organismus), Vitamin B_9, Vitamin B_6, Vitamin K (hilft unseren Knochen), Mangan (unterstützt den Aufbau der Knochenstruktur), Kalium (sorgt für einen geregelten Flüssigkeitsaustausch in den Zellen), Kalzium, Kupfer, Magnesium, Zink und Eisen (beugt Blutarmut vor und hilft, die Hämoglobinwerte im Blut zu erhöhen). Bei alldem enthält der Granatapfel nur wenig Kalorien.

Der Granatapfel senkt den Cortisolspiegel und reduziert dadurch Stress. Er hilft gegen Arterienverkalkung, senkt die Fettablagerungen in den Blutgefäßen und hilft somit gegen Bluthochdruck und Herzerkrankungen, schützt vor Organ- und Gewebeschäden. Frauen in den Wechseljahren sollten viel Granatapfel essen, um Hitzewallungen entgegenzuwirken. Bindehautentzündungen, Magenverstimmung, Arthrose und Hämorrhoiden werden ebenfalls durch Granatapfel gelindert. Besonders zu erwähnen ist seine immunstärkende Funktion, womit er uns vor Erkältungen und Grippe sowie chronischen Entzündungen schützt.

Granatäpfel enthalten Phytohormone, das sind pflanzliche Hormone, die eine Überproduktion von Östrogenen (die leider heutzutage in vielen Lebensmitteln enthalten sind) ausgleichen. Andererseits helfen Granatäpfel aber auch einem Östrogenmangel entgegenzuwirken. Um den Testosteronspiegel bei Frauen und Männern zu erhöhen, hilft täglich ein Glas frisch gepresster Granatapfelsaft (keine gekauften Säfte benutzen). Damit zählt der »Paradiesapfel« zu den natürlichen Aphrodisiaka.

Natürlicher Booster für unsere Haut

Wenn Sie Ihrer Haut etwas Gutes tun möchten, dann essen Sie Granatäpfel oder verwenden den Saft der ausgepressten Kerne als Gesichtstonikum.

Die außergewöhnliche molekulare Struktur im Granatapfel versorgt unsere Haut mit viel Feuchtigkeit. Diese Struktur macht es möglich, dass die Substanzen der Frucht in tiefere Hautschichten eindringen können. Diese Substanzen sind in der Lage, sozusagen Reparaturen an unserem Hautgewebe durchzuführen: Sie regenerieren unsere Hautzellen und aktivieren den Heilungsprozess bei Wunden. Granatäpfel regenerieren trockene und fettige (ölige) Haut. Sie schützen durch ihre antioxidative Eigenschaft die Epidermis und die Dermis, was zur Regenerierung von Hautschäden führt, die durch zu viele UV-Strahlen und Sonnenbrand verursacht werden. Die Inhaltsstoffe beruhigen von Akne geplagte Haut. Die exotische Frucht sorgt für mehr Elastizität und Spannkraft der Haut, da sie die Produktion von Kollagen und Elastin vorantreibt. Somit verhilft sie uns zu einer glatteren, strafferen und jugendlicher wirkenden Haut ohne Falten.

Gerade während einer Schwangerschaft sollten werdende Mütter viel frisch ausgepressten Saft eines Granatapfels trinken. Bitte achten Sie auf Bio-Qualität! Die Reichhaltigkeit der Nährstoffe (Niacin, Folsäure, Kalium, Calcium, Vitamin C, Eisen, Ballaststoffe) sorgt für eine optimale Gesundheit in dieser Zeit – nicht nur für die Schwangere, sondern auch für das Baby: Das Zellwachstum wird gefördert, die oft in einer Schwangerschaft entstehenden Krämpfe können vermieden werden, und die Schlafqualität verbessert sich.

Rezepturhinweis

Diese Rezeptur mit Granatapfel finden Sie im dritten Teil des Buches:

- Granatapfel-Hauttonikum

Übrigens

Nach der Ernte reifen die Früchte nicht mehr weiter. Daher sollten Sie beim Kauf auf ausgereifte Granatäpfel achten, sie haben eine rötliche Farbe. Überreife Früchte erkennen Sie an einer stark ausgetrockneten Schale, diversen Bruchstellen, kantigen Formen (frische Granatäpfeln sind prall rund) und an sehr harten Kernen. Die Fruchtkerne sollten nicht extrem sauer schmecken. Wenn doch, dann ist die Frucht unreif geerntet worden.

Um die **Lagerfähigkeit** von Granatäpfeln müssen Sie sich keine Sorgen machen. Die Frucht hat eine lange Haltbarkeit. Im Kühlschrank aufbewahrt hält Sie sich bis zu einem Monat, aber auch bei Raumtemperatur bleiben die ungeöffneten Früchte bis zu acht Tagen frisch. Angebrochene Früchte müssen im Kühlschrank aufbewahrt und möglichst bald verzehrt werden, da die oxidative Fähigkeit nach dem Öffnen schnell verloren geht.

So gelangen Sie an die Granatapfelkerne

Es werden ausschließlich die Kerne des Granatapfels gegessen oder ausgepresst. Das ist leichter gesagt als getan, so werde ich immer wieder gefragt: »Katharina, wie öffnet man einen Granatapfel?« Daher gebe ich Ihnen hier ein paar Tipps.

Waschen Sie den Granatapfel gründlich mit klarem Wasser ab. Schneiden Sie mit dem Messer die »Blüte« kreisrund aus dem Granatapfel heraus und halbieren Sie ihn. Nun lösen Sie mit dem Esslöffel innen an der Apfelhaut entlang vorsichtig die Kerne heraus, geben sie in eine Schüssel – und essen sie möglichst gleich.

Um Saft herzustellen, halbieren Sie den Granatapfel einfach und pressen die Hälften wie eine Orange oder Zitrone aus. Den Saft seihen Sie ab, die Reste werfen Sie weg.

Für eine andere Methode, um an die Kerne zu gelangen, benötigen Sie ein Küchentuch, ein scharfes Messer, eine große Schüssel mit eiskaltem Wasser.

Waschen Sie den Granatapfel gründlich mit klarem Wasser ab. Schneiden Sie mit dem Messer die »Blüte« kreisrund aus dem Granatapfel heraus. Ritzen Sie nun die Außenschale mit dem Messer (in Viertelform) an, aber bitte nur die Schale! Drücken Sie die angeritzte Frucht für ein paar Minuten in das eiskalte Wasser. Danach können Sie mit dem Messer (oder auch mit den Fingern) die Schale abziehen, anschließend entfernen Sie behutsam die weiße Haut (Trennwandhaut). Das passiert alles noch unter Wasser. Wenn Sie damit fertig sind, müssten alle Granatapfelkerne auf den Boden der Schüssel sinken. Auf der Wasseroberfläche schwimmen die Trennwandreste, die Sie einfach herausfischen können. Zum Schluss seihen Sie die Kerne ab und essen sie.

Meine Lieblingsfrucht ist eine Zauberfrucht

Von allen Früchten, die es in Malaysia gibt, zählt diese Frucht zu meiner Lieblingsfrucht: die Mangostino. Ihr frischer, leicht säuerlicher Geschmack erinnert an eine Mischung aus einem sehr saftigen, mittelsauren Apfel, einer unreifen, sauren Kiwi und einer köstlich süßen Mango. Jedoch sind die Geschmäcker bekanntlich ja verschieden, und jeder Gaumen hat eine andere geschmackliche Wahrnehmung. Aber jetzt kommt's: Mangostinos machen jung, gesund und schlank. Der Verzehr dieser köstlichen Frucht verlangsamt den Alterungsprozess und erhöht die geistige sowie körperliche Leistungsfähigkeit. Das dürfte allen gefallen!

Die Exoten werden frisch verzehrt. Sie passen zu Süßspeisen, wie Eis und Desserts, ich mag sie jedoch pur am liebsten. In Deutschland bekommen Sie die süß-säuerliche Frucht oft unter der Bezeichnung »Mangostan« oder »Mangostane«.

Die mittelgroße Frucht hat eine dicke, rotbraune, lederartige Schale, hinter der sich fünf bis sieben weiße Fruchtfleischstücke befinden. In manchen Fruchtstücken, besonders in den großen, sitzt ein Kern, der nicht genießbar ist.

Frische Mangostinos erkennt man an einer glatten und glänzenden Schale und noch grünen Blättchen. Liegt sie schon etwas länger im Laden, ist die Schale matt, fest und fühlt sich eher holzig an, und die Blätter sehen nicht mehr frisch aus.

Hier in Malaysia drücken die Einheimischen die Frucht mit zwei Händen zusammen, bis die Schale aufbricht. Anschließend wird sie

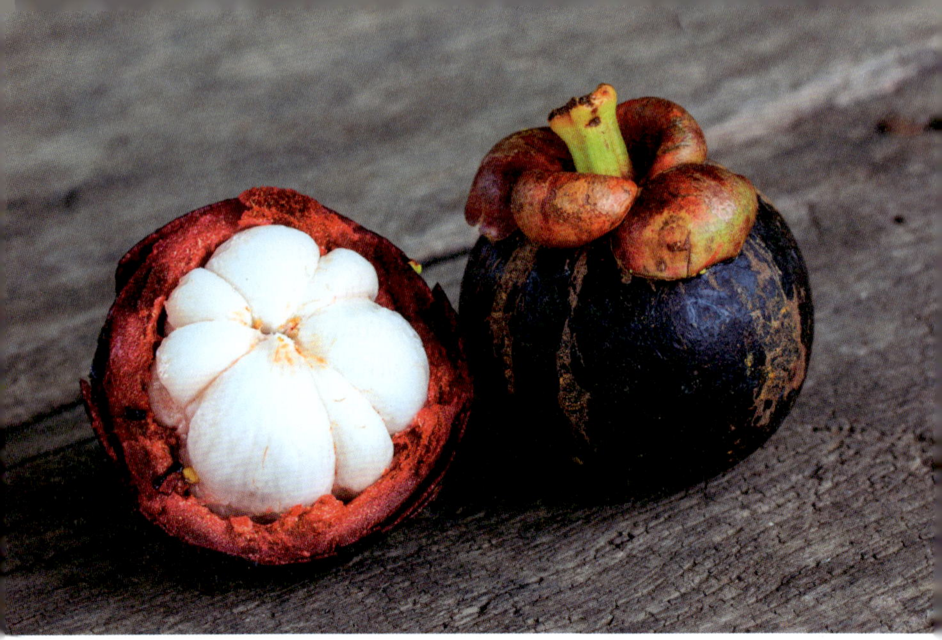

in zwei Hälften »gerissen« und das Fruchtfleisch mit einem Löffel oder einer Gabel herausgenommen. Ich finde jedoch, dass es so besser geht: Blätter abziehen, beide Daumennägel in die weiche Stelle drücken, an der zuvor die Blätter saßen, die Frucht auseinanderziehen und aufbrechen. Die Daumen sind danach zwar etwas rötlich, aber keine Sorge, der Saft um die Kerne neutralisiert das wieder: Einfach den Kern kurz über den Daumen streichen.

Mangostinos aktivieren das Immunsystem und die Blutzuckeraufnahme in den Zellen. Zudem ist die köstliche Frucht eine wertvolle Vitamin- und Mineralstofflieferantin. Die Mangostino ist in der Lage, den Stoffwechsel anzufeuern und die Fettverbrennung zu beschleunigen. Aber damit nicht genug: Durch Studien wurde nachgewiesen, dass sie eine appetithemmende, antioxidative und anti-entzündliche Wirkung besitzt. Doktor K. S. erzählte mir: »Studien haben die stark gesundheitsfördernden Wirkungen der Mangostino weiter untersucht und kamen zu verblüffenden Ergebnissen. Die Nährstoffe der Frucht aktivieren die Organe und Drüsen unseres Körpers, verbessern den Stoffwechsel, fördern die Verdauung, schützen vor freien

Radikalen und stärken das Immunsystem. Mangostinos enthalten unter anderem einen hohen Anteil an sogenannten Xanthonen, die in der Wissenschaft als Super-Antioxidantien bezeichnet werden. Sie sind in der Lage, sowohl andere verbrauchte Antioxidantien, wie z. B. Vitamin C, E und Coenzym Q10, als auch sich selbst zu »renovieren« beziehungsweise zu erneuern. Bis heute konnten in dieser Frucht mehr als 40 unterschiedliche Xanthone nachgewiesen werden. Alleine dadurch gilt die Mangostino hinsichtlich der antioxidativen Breitbandwirkung als eine der am stärksten zellschützenden Natursubstanzen. Ebenso wurde in zahlreichen wissenschaftlichen Studien bewiesen, dass die Xanthone, die in der Frucht stecken, sowohl Viren als auch Bakterien blockieren.« In Deutschland gibt es »Mangostansaft« zu kaufen. Bitte bedenken Sie, dass in gekauften Säften Konservierungsstoffe enthalten sind, sonst würden sie den Transport zu Ihnen nach Hause nicht überstehen. Leider sind sowohl die Früchte als auch der Saft in Deutschland nicht günstig.

Drei Exoten, die helfen, heilen und verschönen

Litschi, Longan und Rambutan – auch diese Exoten sind in Deutschland erhältlich. In gut sortierten Supermärkten ist die Auswahl an Früchten inzwischen sehr groß, außerdem gibt es Firmen, die Ihnen die exotischen Waren nach Hause liefern, zum Beispiel www.passion 4fruit.de. Aber nun zu den drei Früchtchen, die uns unter anderem gegen Alterung helfen.

Die asiatische Anti-Aging-Frucht: Litschi

Als damals die ersten Litschis in Deutschland erhältlich waren, konnte man sie nur in Dosen kaufen, eingelegt im eigenen Saft. Na ja, im eigenen Saft ist Ansichtssache, denn das Original liefert nicht so viel davon. Ich liebte sie damals, sie waren so schön süß. In Malaysia konnte ich zum ersten Mal in eine frische Litschi beißen, das war dann ein ganz anderes Geschmackserlebnis! Hier lernte ich auch die »Verwandtschaft« der Litschi kennen: Rambutan und Longan. Alle drei haben ein weißes Fruchtfleisch und einen großen Samen in der Mitte. Die Größte der drei »Süßen« ist die Rambutan, gefolgt von der Litschi, und Schlusslicht ist die Longan.

Die Litschi verwöhnt unseren Organismus mit wertvollen Nährstoffen, die zahlreiche Vorteile für unsere Haut, Haare und die Gesundheit haben. In China wird sie schon lange als Medizin verwen-

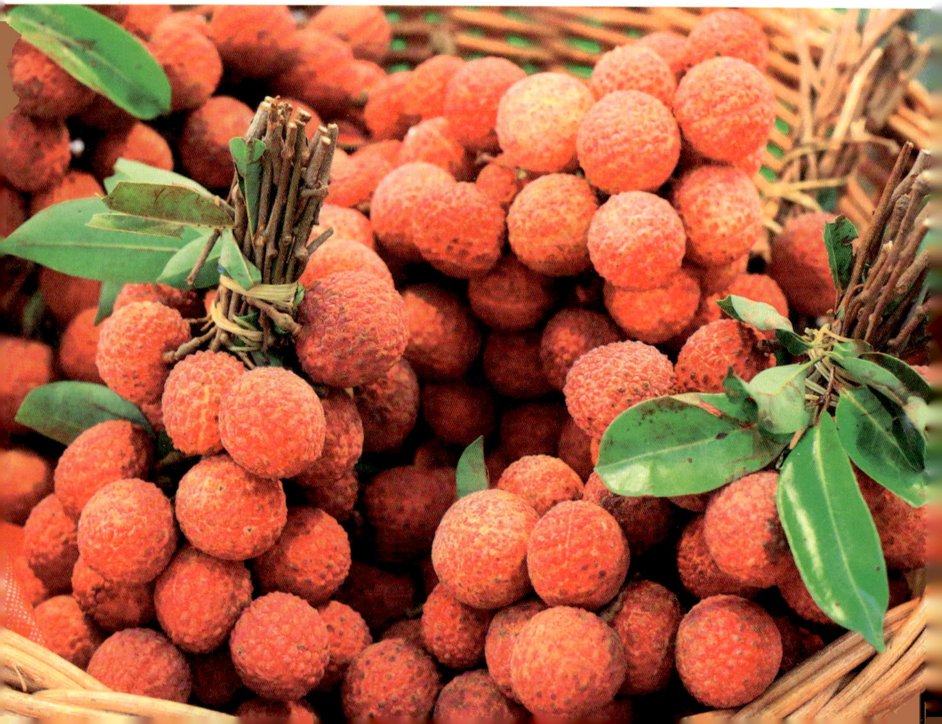

det. Aufgrund ihres hohen Anteils an Antioxidantien ist sie im Land der aufgehenden Sonne sehr beliebt, um frühzeitiger Alterung vorzubeugen.

So hilft sie zum Beispiel bei Alterserscheinungen wie Altersflecken oder Hyperpigmentierung. Dunkle Hautflecken sind der Fluch eines jeden, der gerne eine makellose Haut haben möchte. Die Verwendung von frischem Litschisaft (nicht aus der Dose!) kann helfen, diese naturbedingten »Altersmacken« verblassen zu lassen. Außerdem ist Litschi eine gute Quelle für Kupfer, das dabei hilft, die Haarfollikel zu stimulieren und das Wachstum zu fördern. Denn wenn die Haarfollikel gut genährt sind, wachsen auch unsere Haare.

Rezepturhinweis

Diese Rezepturen mit Litschis finden Sie im dritten Teil des Buches:

- Litschi-Maske gegen Alterung
- Litschi gegen Altersflecken
- Litschi-After-Sun-Lotion

Litschi-Limonade

Die süßen Früchte sind aber auch ideal für ein erfrischendes Sommergetränk.

Mixen sie das Fruchtfleisch von 12 Litschis zu Püree. Dies geben Sie in 500–600 Milliliter stilles Wasser und verrühren alles gut mit 2 Esslöffeln frisch gepresstem Zitronensaft und 3 Esslöffeln Kokosnussblütenzucker oder Kokosnussblüten-Nektar.

Füllen Sie Eiswürfel in hohe Gläser, gießen Sie die Litschi-Limonade darüber und geben Sie noch ein paar Minze-Blättchen dazu. Lassen Sie es sich schmecken!

Die kleine Schwester der Litschi: Longan

Diese köstlich süße Frucht wird in Asien nicht nur aufgrund ihrer kulinarischen Vorzüge sehr geschätzt, sie ist auch für ihre vielfältige positive Wirkung auf die Gesundheit sehr beliebt. Das Besondere an der Longan ist ihre Fähigkeit, Gifte aus unserem Organismus zu absorbieren. In einem Artikel aus dem Jahr 2010 heißt es: »In der Longan-Schale stecken Stoffe, die Blei und Quecksilber (Amalgam beispielsweise) absorbieren können.«

In Malaysia heißt die Frucht »Mata Kucing« (Katzenauge), in Vietnam »Long Nhãn« (Drachenauge). In Thailand wird die Longan besonders hoch geschätzt. Dort heißt sie »Lam Yai« und wächst insbesondere in der Gegend um Chiang Mai (im Norden von Thailand). Die meisten Thailand-Besucher werden die kleine Frucht schon mal

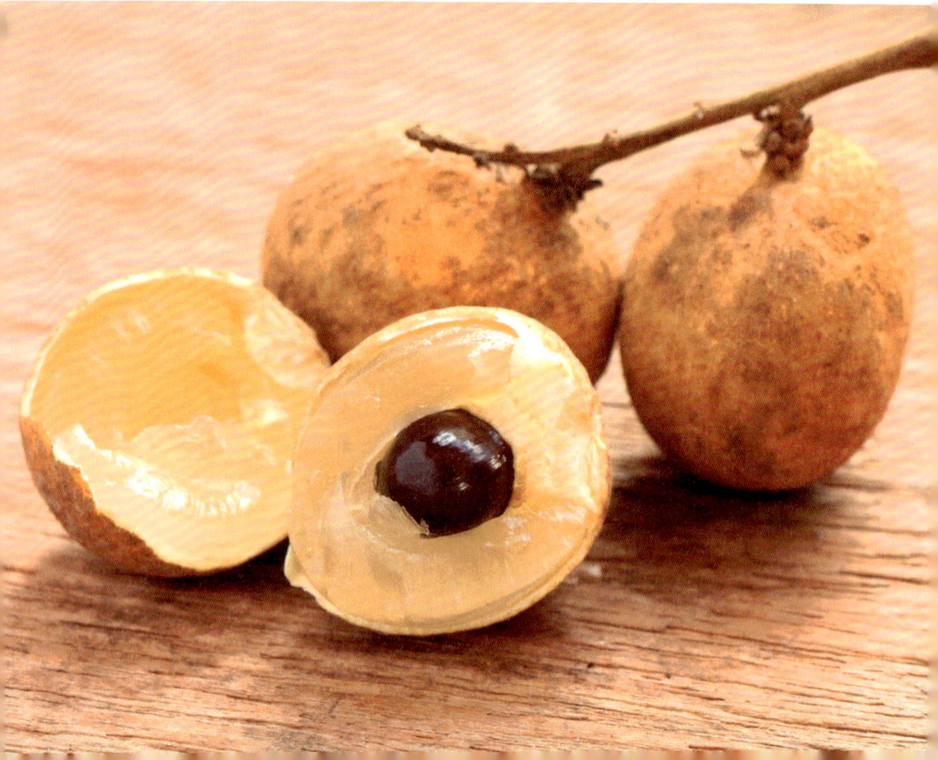

gesehen haben, denn sie ist kaum zu übersehen. Straßenhändler präsentieren sie auf beinahe überquellenden Karren, bis tief in die Nacht, die beliebten Touristenstraßen rauf und runter und bieten sie zum Kauf an. Longan sieht der Litschi ziemlich ähnlich, obwohl sie nur halb so groß ist. Aber die Kleine kommt bei gesundheitsbewussten Asiaten ziemlich groß raus.

In Vietnam, besonders in ländlichen Gebieten, werden die Samen von Longanfrüchten auch schon mal gegen Schlangenbisse eingesetzt. Dazu werden die Samen einfach in die Bisswunde gedrückt, und das Gift wird somit unschädlich gemacht. Bei starkem Schwitzen werden die Samen zu Pulver verarbeitet und dann eingenommen. Das in den Samen enthaltene Saponin soll helfen. Das Pulver wird auch gerne genutzt, um Blutungen und/oder Sekrete zu stoppen. Weitere Einsatzmöglichkeiten sind: zur Stärkung des Herzens, zur Beruhigung bei Schlaflosigkeit, zur Unterstützung der Milz, gegen Vergesslichkeit, bei Angstzuständen, bei Müdigkeit und Niedergeschlagenheit, bei nervösen Störungen, zur Verbesserung der Sehkraft und zur Harmonisierung des Blutdrucks.

Longan enthält Polysaccharide, die für eine Stimulierung und Stärkung des Immunsystems sorgen. Sie hat antivirale, antibakterielle und antioxidative Eigenschaften und hilft daher bei Magenbeschwerden, -infektionen oder -schmerzen. Longanfrüchte enthalten viel Vitamin C sowie Kupfer und Magnesium. Bereits 100 Gramm Früchte decken den täglichen Bedarf an Vitamin C. Die Vitamine in der Frucht unterstützen eine Verbesserung des Hautbildes.

Longanfrüchte werden auch eingesetzt, um geistigem Verfall vorzubeugen und das Gedächtnis ganz allgemein zu verbessern. Jüngste Forschungen haben dazu erste Belege geliefert: Bei Studien hat Longan zu einer nachweisbaren Verbesserung der kognitiven Leistungen, also der Denk- und Wahrnehmungsfähigkeit, geführt.

Tipps für Kauf und Lagerung

Kaufen Sie Longanfrüchte am besten nur mit Stiel. Achten Sie darauf, dass die Haut frei von Schimmel und dunklen Flecken ist. Aufgrund der stärkeren Haut ist die Frucht nicht so anfällig wie die Litschi.

Zum Aufbewahren wickeln Sie die Früchte in ein leicht feuchtes Küchen- oder Papiertuch und legen sie in den Kühlschrank. Dort können sie bis zu drei Wochen gelagert werden. Allerdings verlieren sie an Geschmack, je länger sie liegen, für einen optimalen Genuss sollten sie möglichst schnell verzehrt werden.

Ein süßer, roter Igel namens Rambutan

Auch die Rambutan hat für unsere Gesundheit und Schönheit einiges zu bieten. Die rot behaarte Frucht, die wie ein Mini-Igel anmutet, fördert die Verdauung, wirkt blutbildend und schützt vor freien Radikalen. Eine Studie der Universität von Chiang Mai in Thailand ergab, dass Rambutan starke Antioxidantien (Flavonoide) enthalten. Verschiedene Arten Flavonoide senken Cholesterin und wirken antientzündlich. Eine der Verbindungen in der Haut von Rambutan ist Gallussäure, das als Antioxidans wirkt und den Körper vor oxidativen Schäden schützt. Zehn bis zwölf Rambutan decken die empfohlene Menge an Vitamin C, das ebenfalls als Antioxidans unserem Organismus gute Dienste leistet. Vitamin C verhindert Zellschädigungen und hilft bei der Aufnahme von Eisen.

Diese süße Frucht enthält auch geringe Mengen an Kupfer. Das braucht unser Organismus, um weiße und rote Blutkörperchen zu

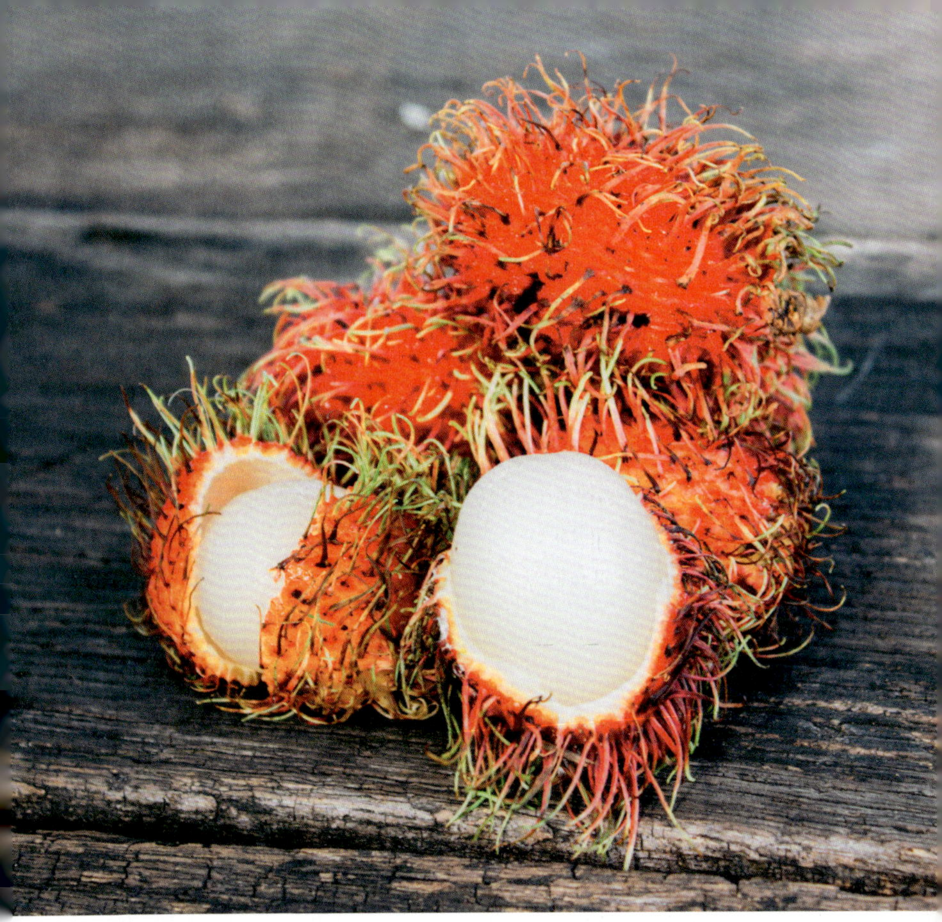

bilden. Das in der Rambutan enthaltene Eisen beugt Anämie (Blutarmut) vor, die enthaltenen Fasern helfen Verstopfung zu vermeiden, Durchfall zu lindern und Parasiten im Darm abzutöten.

Hinweis

Longanfrüchte, Litschis und Rambutan haben nicht viele Kalorien, sie enthalten eine Menge an Wasser, eine erhebliche Menge an Fasern und einen vernachlässigbaren Fettgehalt. Das macht sie ideal für diejenigen, die Gewicht verlieren wollen. Allerdings enthalten sie recht viel Zucker, Diabetiker sollten daher aufpassen.

Gute Nacht! Schön schlafen

Doktor K. S. predigt uns beinahe gebetsmühlenartig, dass unser Körper heutzutage über unsere Nahrungsmittel kaum noch genug von den lebenswichtigen Stoffen bekommt, die er tatsächlich benötigt. Auch wenn wir uns gesund ernähren. Aber besonders wenn wir älter werden. Im Laufe der Zeit bauen sich enorme Defizite auf. Die Folgen: Wir altern schneller und werden krank. Übrigens: Während wir schlafen, arbeitet unser Immunsystem auf Hochtouren und stärkt unser Abwehrsystem.

Ashwagandha – die Schlafbeere

Neben einem gut funktionierenden Stoffwechsel und gesunder Ernährung steht der Schlaf an zweiter Stelle, wenn es darum geht, den Organismus zu verjüngen. In Indien weiß man schon sehr lange, wie ein entspannter Schlaf unterstützt werden kann. Indische Ärzte verschreiben Ashwagandha, auch »Schlafbeere« oder »indischer Ginseng« genannt. Der botanische Name lautet *Withania somnifera*. Dieses seit Jahrtausenden bekannte und hochgeschätzte Naturheilmittel wird hauptsächlich in der ayurvedischen Medizin verwendet. Die Wurzeln, Blätter und Beeren der Pflanze enthalten diverse Stoffe, die vielseitige Wirkungen haben. Ashwagandha steigert das Immunsystem und gilt allgemein als sehr gut verträglich. Traditionell wird der »indische Ginseng« gegen Stress, Schlaflosigkeit, Entzündungen, Erektionsstörungen, Ohrenschmerzen, Geschwüre, Schwellungen und für ein ausgeglichenes Nervensystem eingesetzt. Für Letzteres ist Cholin verantwortlich, das diese Balance in unserem Nervensystem herstellt und für einen klaren Geist und Entspannung sorgt.

Inder verzehren die getrocknete Ashwagandha-Wurzel als verjüngendes Tonikum. Die Blätter, Wurzeln und die Wurzelrinden werden zu Pulver verarbeitet und als Tee getrunken. Denken Sie jetzt aber bitte nicht: Viel hilft viel. Eine Überdosierung kann – wie bei allen Naturheilmitteln – auch Nachteile mit sich bringen. Dosieren Sie Ashwagandha-Kapseln oder -Pulver daher immer gemäß den Empfehlungen auf der Verpackung! Achten Sie beim Kauf unbedingt auf die Inhaltsstoffe: Hochwertige Kapseln enthalten mindestens 400 Milligramm *Withania somnifera.*

Wichtig!

Die immensen gesundheitlichen Vorteile von Ashwagandha sind unbestritten. Trotzdem sollten Sie vor der Einnahme Folgendes wissen: Nehmen Sie das Präparat immer zu den Mahlzeiten ein. Ashwagandha kann den Blutdruck und den Blutzuckerspiegel senken. Wenn Sie entsprechende Medikamente nehmen bzw. Diabetiker sind, müssen Sie stets Ihre Werte kontrollieren. Da es immunstärkend wirkt, ist Ashwagandha für Menschen mit einer Autoimmunerkrankung (Lupus, Multiple Sklerose, rheumatoide Arthritis) nicht geeignet. Auch bei Problemen mit der Schilddrüse sollten Sie aufpassen, da Ashwagandha die Aktivität der Schilddrüse fördert. Lassen Sie die Einnahme von Ihrem Arzt überwachen. Schwangere und Stillende sollten Ashwagandha nicht einnehmen.

Ein Fritzchen für die Nacht …

Liebe Herren, dieses Kapitel wird Sie garantiert nicht interessieren. Lassen Sie es bitte aus. Es handelt sich um ein reines Frauenthema. Ganz ehrlich.

Na, immer noch dabei? Na gut, wenn Sie unbedingt wollen … Sagen Sie hinterher aber nicht, ich hätte Sie nicht gewarnt. Ich kann es nur wiederholen – das, was jetzt kommt, ist für Sie, meine lieben Herren, total uninteressant.

Liebe Damen, auch wenn das, was hier kommt, kein »asiatisches Geheimnis« ist, möchte ich meinen persönlichen Favoriten dennoch kurz erwähnen. Seit vielen Jahren habe ich ein »Fritzchen« in meinem Bett liegen. Was dieses kleine Ding imstande ist zu leisten, ist einfach wunderbar. Gerade mal 40 Zentimeter hoch, aber 80 Zentimeter lang. Bevor Sie jetzt in eine falsche Richtung denken – rheinländische Frohnaturen wissen längst Bescheid … Bei »meinem Fritzchen« handelt es sich um ein ganz kleines Kissen, das in bestimmten bayerischen Regionen auch »Hansl« genannt wird. Fritzchen oder Hansl sind manchmal auch in Krankenhäusern zu finden. Hier in Asien liegen sie in den Hotelbetten überall auf dem großen Kopfkissen.

Nun will ich aber zum Thema kommen, falls Sie nicht wissen, wozu ein Fritzchen gut ist. Da ich eine »Seitenschläferin« bin, kann ich mit diesem kleinen Kissen mein Dekolleté faltenfrei halten. Ich lege es mir zwischen die Brüste, umarme es und drehe mich auf die Seite. Voilà, am nächsten Morgen ist alles schön glatt. Keine hässlichen Falten auf dem Dekolleté, die nach jahrelanger Seitenlage bis fast an den Hals reichen können. Trainieren Sie sich die Position mit einem Fritzchen an. Nach einiger Zeit funktioniert das wie im Schlaf. Es lohnt sich!

Teil 2

Äußere Schönheit

Wie wir uns pflegen und
verschönen können

Entdeckung im Dschungel: Bedak Sejuk

Anfang April 2016 stand ich kurz vor meinem Recherche-Trip in den Dschungel, von dem ich mir spannende Informationen, das Aufspüren verschollener Rezepturen, die Begegnung mit interessanten Menschen und eine Fülle an Entdeckungen erhoffte. Ich hatte alles genauestens geplant. Die Flüge und Unterkünfte waren gebucht, der Mietwagen war bestellt, und mit meinen Kontaktpersonen hatte ich auch schon telefoniert, sogar mehrfach. Denn nach vielen Jahren in

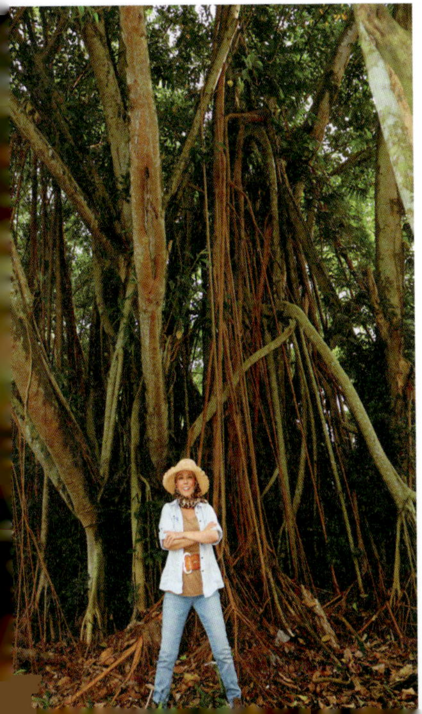

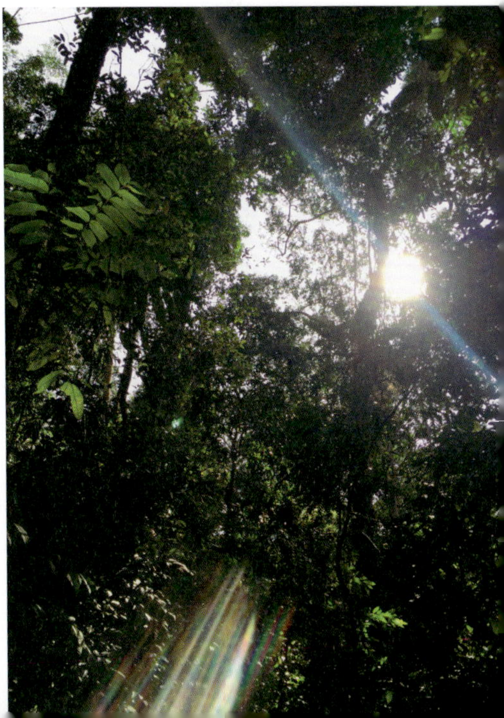

Asien weiß ich, dass die Begriffe Pünktlichkeit und Zuverlässigkeit hier ziemlich schwammig interpretiert werden. Ich war also für alle Fälle vorbereitet. Mein Mann Norbert begleitete mich, nachdem ich ihn wochenlang bekniet hatte. Er war nicht nur meine Begleitung, sondern auch Kofferträger, Kameramann, Kaffeezubereiter, Mutmacher und am Ende meine Stütze – und zwar im doppelten Sinne. Sie werden gleich lesen, wieso.

Voller Erwartungen, neugierig, aber auch etwas nervös, traf ich ein paar Tage später auf Irshad Mobarak, Naturwissenschaftler und exzellenter Kenner des Dschungels in Südostasien.

Irshad erzählte mir, er habe sich schon in seiner Kindheit von der Natur wie magisch angezogen gefühlt. Zunächst habe er eine normale Ausbildung gemacht und in einer Bank gearbeitet, doch inspiriert durch den berühmten Botaniker, Schriftsteller und Umweltaktivisten David Bellamy habe er eines Tages seinen sicheren Job bei der Bank gekündigt. Von da an widmete er sich nur noch der Natur und ihren Geheimnissen.

Er zeigte mir diverse Pflanzen, die früher mit Hilfe von dicken Steinen zermahlen und zu einer Paste verarbeitet wurden, die sich die Frauen im Dschungel auf das Gesicht strichen, um schön zu werden. »Für unsere Vorfahren, die im Dschungel lebten, zählte zunächst einmal das nackte Überleben«, erzählte Irshad. »Eine Unterkunft bauen, Nahrung suchen, Essen, Trinken, Nachkommen zeugen.« Die äußere Schönheit hatte noch lange nicht den Stellenwert wie heute in unserer modernen Welt. Trotzdem fanden die Frauen des Urwalds Mittelchen und Wege, sich zu schmücken und ihrer Schönheit nachzuhelfen. Doch als es schließlich die ersten »Fertigprodukte« zu kaufen gab, geriet die umständliche Herstellung der Salben und Pasten nahezu in Vergessenheit. Schließlich war es einfacher, etwas zu kaufen.

Enttäuscht oder enträtselt?

Insgesamt war ich drei Wochen im Urwald unterwegs. Am Anfang mit Irshad, danach traf ich einen weiteren Dschungel-Kenner, kurz und knapp »Shaaban« genannt.

Die Gewaltmärsche durch das Dickicht des Urwald-Dschungels waren äußerst beschwerlich und schweißtreibend.

Nach der Hälfte der Reise hatte ich einen kleinenUnfall, als ich auf eine hervorstehende tückische Wurzel trat. Mein Fuß »teilte« sich nach rechts und links, und der Schmerz war höllisch. Gott sei Dank hatte ich mit meinem Mann meine persönliche Stütze bei mir. Neben dem verstauchten Fuß bescherte mir die Reise aber auch eine großartige Entdeckung. Es sollte allerdings ein Weilchen dauern, bis ich sie enträtseln konnte.

Die Entdeckung habe ich Shaaban zu verdanken: Er offenbarte mir eher unabsichtlich eine alte Geheimrezeptur für schöne, ebenmäßige, faltenfreie und reine Haut. Diese Rezeptur bewahren alte Malaiinnen wie einen Schatz. Die Produktion ist, gelinde gesagt, sehr zeitaufwendig, doch das Endprodukt bewirkt wahre Wunder, schwören sie.

Nach gefühlten sechs Wochen, ich war ziemlich frustriert, weil sich einfach nichts Brauchbares zeigen wollte, kamen wir an einer abgelegenen Lichtung vorbei. Ein paar wenige, typisch malaysische Stelzenhäuser waren zu sehen. Das weckte meine Neugier, und ich bat Shaaban, mich dort hinzuführen. Als wir näher kamen, rannten zwei Hunde bellend auf uns zu, und ein paar Kinder versteckten sich hinter den einfachen Behausungen. Shaaban begrüßte die vor einer Hütte sitzenden Frauen auf Bahasa Malay. Sie sprachen eine Weile, und obwohl ich nichts verstand, hörte ich zu, bis mir ein fürchterlicher Geruch in die Nase kroch. Uff. Was ist das? Ich hielt mir sofort

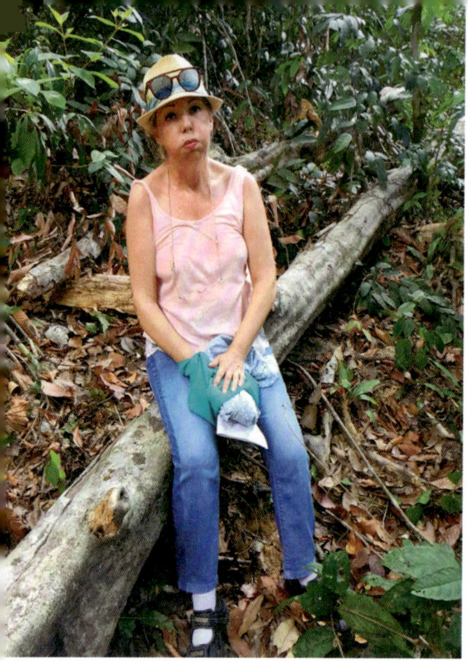

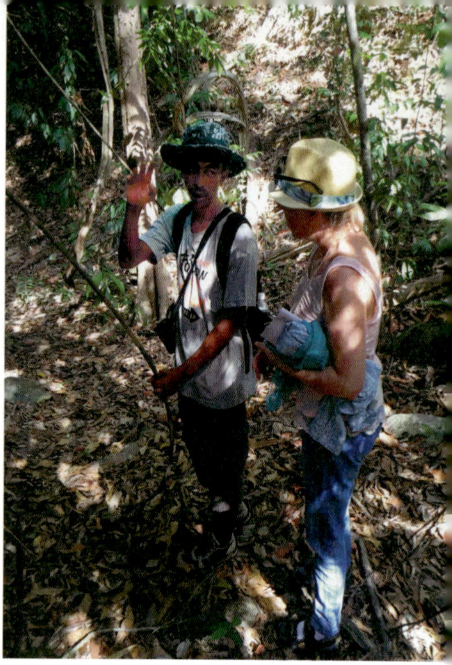

die Nase zu. Mein Begleiter begann augenblicklich zu lachen, und die Frauen kicherten wild. »Shaaban«, sprach ich ihn näselnd an, »was riecht denn hier so entsetzlich? Liegt etwa ein Kadaver rum?« »Nein«, antwortete er noch immer lachend, »die Frauen machen gerade Bedak Sejuk. – Sie wollen schöööön sein«, grinste er mich an. »Doch wohl nicht mit so einem Stinkezeug?«, antwortete ich entsetzt. Trotzdem interessierte es mich, was das sein könnte. Schließlich war ich extra zu diesem Thema hier im Dschungel und hatte nächtelang nicht geschlafen, weil sich unter unserer Holzbehausung jede Nacht gefühlt zweitausend tönende Kröten zu einem Stelldichein versammelten, der Deckenventilator ununterbrochen quietschte und meine Ohrstöpsel nichts dagegen ausrichten konnten, sondern nur Schmerzen in meinen Ohren verursachten.

Die Erklärungen, was Beak Sejuk sei, blieben für mich rätselhaft, da Shaaban mir zwar weitergab, was die Frauen ihm beschrieben, sie es aber offensichtlich auch nicht so genau erklären konnten. Shaaban

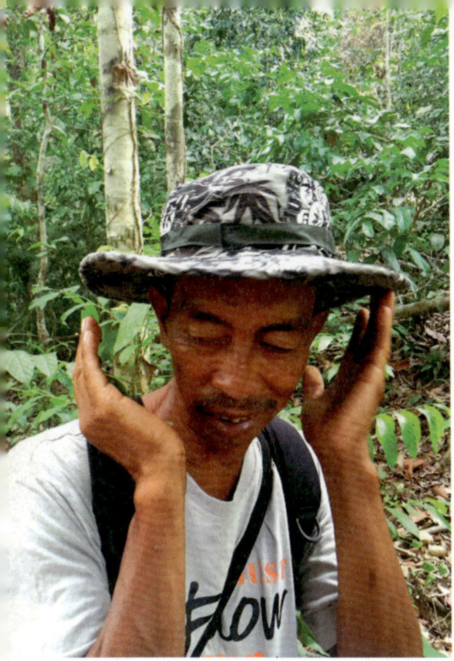 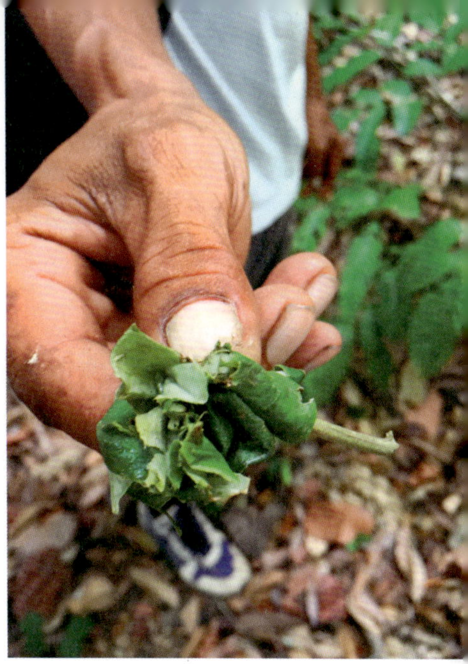

erzählte mir, dass seine Großmutter es auch schon benutzt hatte. Aber wieso, weshalb und warum, das hatte ihn nie interessiert. Na prima. Was für eine Enttäuschung. Aber wollte ich das überhaupt so genau wissen? Schließlich würde ich mir niemals so ein übel riechendes Zeug ins Gesicht schmieren. Iiigittt!

Nachdem ich von meiner Reise zurückgekehrt und wieder in Kuala Lumpur war, wurde ich zu einer Farewellparty für eine Bekannte eingeladen, Jutta. Sie ist mit einem Malaien verheiratet und hatte über vierzig Jahre in Kuala Lumpur gelebt. Nun ging sie zurück nach Deutschland, daher gab es diese Party. Es wurde ein sehr netter Vormittag, und ich nutzte die Chance, Jutta nach Bedak Sejuk zu fragen. Es muss wohl mein Glückstag gewesen sein, denn sie erzählte mir: »Ja, das kenne ich. Meine verstorbene Schwiegermutter machte es selbst. Die Herstellung ist sehr, sehr aufwendig, aber das Ergebnis ist auch äußerst wirkungsvoll.« »Tja, und was genau ist Bedak Sejuk?«, wollte ich nun endlich wissen.

Bedak Sejuk – alles organisch

Jutta erwähnte, dass ihr schon immer aufgefallen sei, wie faltenfrei und samthäutig selbst ältere malaiische Frauen waren. Und manchmal habe sie sich über helle Krümel an der Nase oder am Mund der Frauen gewundert. Von ihrer Schwiegermutter habe sie dann erfahren, dass die Frauen traditionellerweise Bedak Sejuk verwendeten.

Zu Beginn war es nur den Damen der gut betuchten Gesellschaft vergönnt, diese Rezeptur herzustellen, da die Produktion mindestens sechs Monate dauert und sehr aufwendig ist. Die Hausangestellten erledigten das. Ganz davon abgesehen wird die Herstellung von diesem äußerst unangenehmen, penetranten Geruch begleitet, den ich schon im Dschungel wahrgenommen hatte. Es riecht weitaus schlimmer als Erbrochenes. Die Produktion fand daher draußen statt, in der sogenannten Wet Kitchen, eine Art Nassküche oder auch Sommerküche, in der die grobe Küchenarbeit verrichtet wird. Aber die Arbeit lohnt sich. Bedak Sejuk, auch »Cold Powder« genannt, ist rein organisch und unglaublich effektiv.

Jutta klärte mich darüber auf, woraus Bedak Sejuk besteht: Es wird aus Reis und Wasser hergestellt, und wenn es fertig ist, sieht es aus wie diese weißen und rosafarbenen Zucker-Pfefferminz-Bonbons, die ich früher sehr gerne gegessen habe. Diese kleinen kalkartigen »Pastillen« werden mit Wasser vermischt und als Maske auf die Haut aufgetragen. Sie wird sehr fest. Malaiinnen lassen die Maske oft den ganzen Tag im Gesicht oder auch über Nacht. Anschließend wird sie mit lauwarmem Wasser sehr gründlich abgespült.

Nun wusste ich, was ich zu tun hatte: Ich machte mich auf die Suche und fand in Kuala Lumpur eine alte Malaiin, die noch heute Bedak Sejuk herstellt. Natürlich habe ich es ausprobiert und bin wirklich begeistert. Ich deckte mich gleich damit ein.

Trotz seiner sehr trockenen Konsistenz trocknet Bedak Sejuk die Haut nicht aus, sondern wirkt an der Oberfläche, um so die tiefer liegenden Schichten gesund zu halten. Früher gaben die Frauen Jasminblüten in die Mischung oder Pandanblätter in das Wasser, um den schlechten Geruch loszuwerden. Heute gibt es verschiedene Möglichkeiten. Auf alle Fälle riechen meine »Pastillen« gut und sind nach alter Tradition hergestellt.

Rezepturhinweis

Die Rezeptur finden Sie im dritten Teil des Buches:

- Bedak-Sejuk-Pastillen (Cold Powder)

Bedak Sejuk

Bedak Sejuk hat zahlreiche positive Wirkungen:

- Es lässt oberflächliche Hautunreinheiten verschwinden.
- Es strafft die Haut.
- Es sorgt für ein frisches Aussehen der Haut.
- Es hilft gegen ölige Haut, Pickel, Akne.
- Es verfeinert Narbengewebe.
- Es macht die Haut wunderbar weich und samtig (vor allem nach einer abendlichen Anwendung am nächsten Morgen spürbar).
- Es mindert Faltenbildung.
- Es kühlt die Haut (hier in den Tropen eine echte Wohltat).
- Es versorgt die Haut mit wichtigen Vitaminen und Spurenelementen.
- Es beruhigt Hautausschlag.
- Es verfeinert großporige Haut.

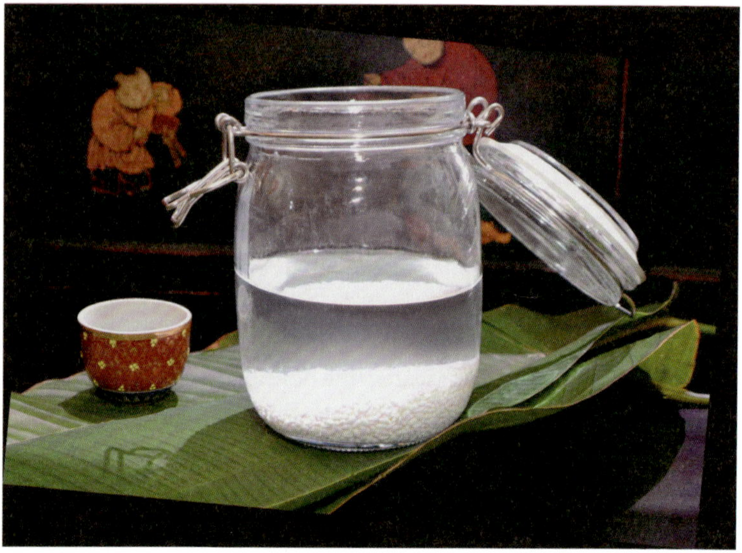

Bedak Sejuk in eigener Produktion

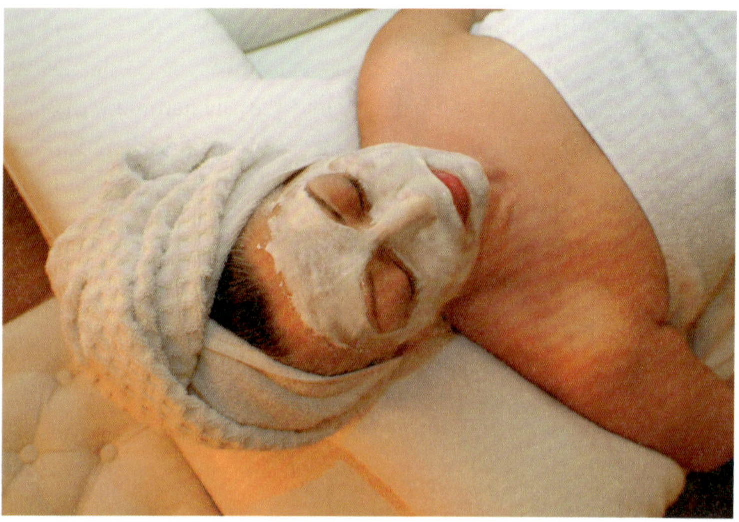

Katharina Bachman mit Bedak-Sejuk-Maske

Der Futtersaft für Königinnen

Seit vielen Jahren fahre ich als Bordlektorin für eine große Kreuzfahrtgesellschaft und bin meistens drei Monate an Bord. Die Reiseziele »meiner« Tour sind immer gleich: Bangkok, Koh Samui, Penang, Kuala Lumpur, Singapur, Saigon und wieder zurück nach Bangkok. Die jeweilige Reise dauert für die Gäste vierzehn Tage. Somit bin ich alle vierzehn Tage in Bangkok, Koh Samui usw. Bei meiner ersten Fahrt lernte ich in Saigon eine ältere Vietnamesin kennen, sie half mir uneigennützig aus einer bösen Situation mit einem Taxifahrer. Thao Bian (die beiden Vornamen bedeuten *Höflichkeit* »Thao« und *geheimnisvoll* »Bian«) war bei unserer ersten Begegnung meiner Meinung nach etwa 60 oder 65 Jahre alt. Sie hatte für ihr Alter eine feine, glatte Haut, aber an ihrer Körperhaltung konnte man sehen, dass sie nicht mehr ganz so jung war. Für ihre Hilfe bedankte ich mich mit einer Einladung zu einer Tasse Tee. Sie nahm an, und wir gingen zu einem Straßencafé, saßen auf winzigen Stühlchen draußen auf dem Gehweg, unterhielten uns und tranken genüsslich köstlichen Oolongtee.

Von da an traf ich die »geheimnisvolle Höflichkeit« regelmäßig, wenn ich mit dem Kreuzfahrtliner unterwegs war. Thao Bian freute sich jedes Mal aufs Neue, und immer brachte ich ihr eine Kleinigkeit vom Schiff mit. So vergingen fast neun Jahre. Eines Tages fragte ich sie, wie alt sie sei. Ihre Antwort ließ ein lautes »Niemals« aus mir herausbrechen. Thao Bian war zu diesem Zeitpunkt 91 Jahre alt. Ihr Gesicht und ihr Hals hatten kaum Falten! Es war unfassbar, und ich konnte mich lange nicht beruhigen. »Was machst du mit deinem Gesicht, mit deinem Hals, mit deiner Haut?«, fragte ich sie noch immer aufgewühlt. Thao Bian lächelte mich mit einem liebevollen und zugleich weisen Ausdruck an und antwortete: »Just Jelly Royal.« Ich war perplex. »Gelée Royal? Das ist alles? – Sonst nichts?« Sie bestätigte: »No, just Jelly Royal.«

Ich war fasziniert. Thao Bian schmierte sich seit ewigen Zeiten mehrmals wöchentlich das gelartige Gelée Royal, den Futtersaft für Bienenköniginnen, ins Gesicht. Es enthält Spurenelemente, Eiweiß, Kohlenhydrate und B-Vitamine (Niacin). Welche Power-Substanzen das sind, zeigt sich daran, dass Bienenköniginnen durchschnittlich zehnmal länger leben als ihre arbeitenden Artgenossen, die nur Honig und Pollen verzehren. Der Köper der Königinnen ist deutlich größer, sie wachsen wesentlich schneller, und sie legen etwa zweitausend Eier pro Tag. All das ist nicht genetisch angelegt, sondern liegt einzig und allein daran, dass sie diesen besonderen Saft bekommen. In einem Versuch haben Wissenschaftler Obstfliegen damit gefüttert, das Ergebnis brachte Bienenköniginnen-ähnliche Exemplare hervor.

Gelée Royal für eine glatte Haut

Nun verrate ich Ihnen, wie Sie Gelée Royal einsetzen, um eine glatte, gut durchblutete, frische, saubere und schöne Haut zu bekommen. Das Ergebnis ist unglaublich!

Bereiten Sie sich ein bequemes Liegeplätzchen vor, denn die Maske muss gut 30 Minuten einwirken. Legen Sie sich zunächst heiße Kompressen auf die Hautpartien, die Sie behandeln möchten, damit sich die Poren öffnen und die Nährstoffe in die Haut einziehen können. Trocknen Sie Ihre Haut anschließend kurz ab. Verteilen Sie

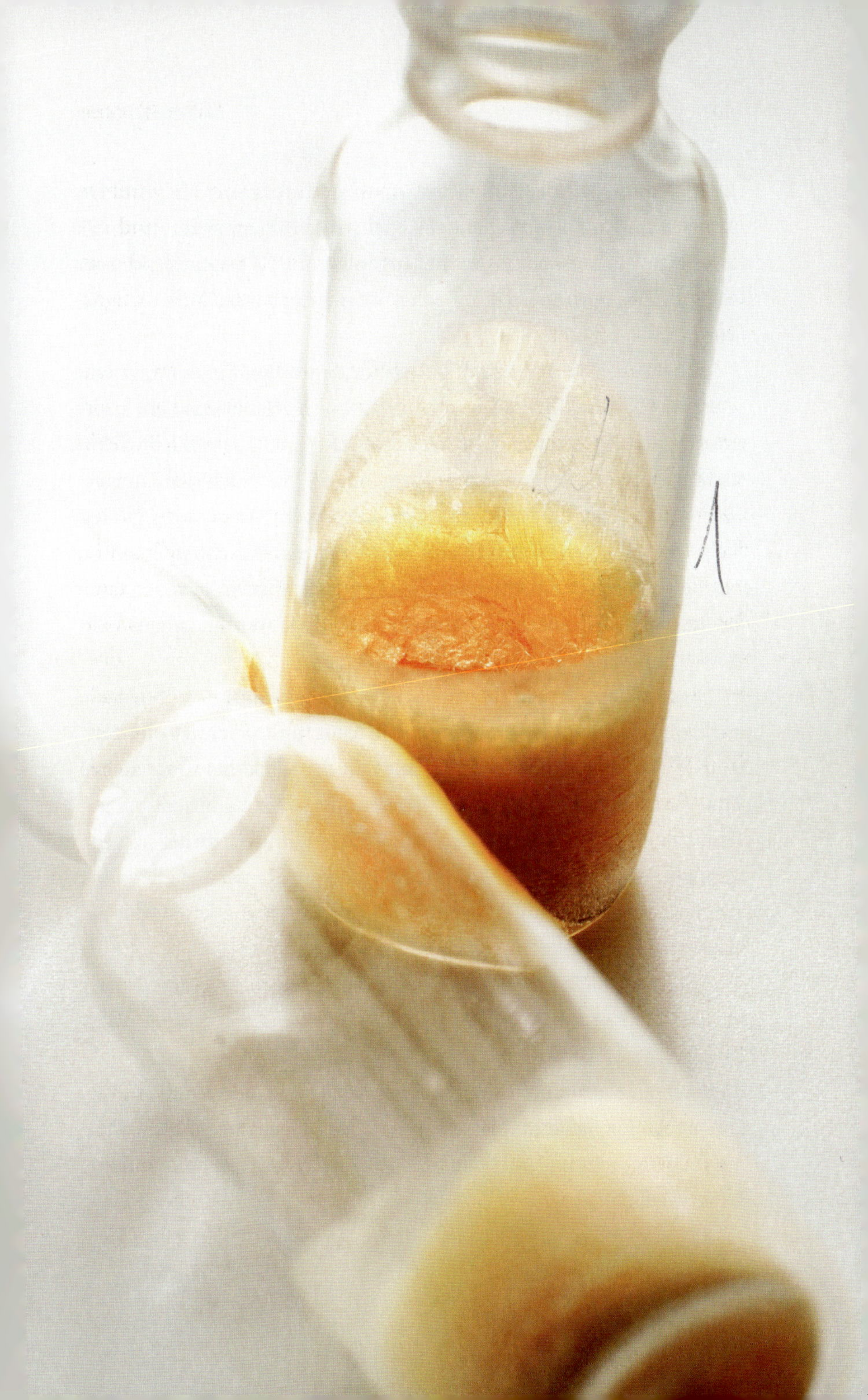

knapp einen Esslöffel Gelée Royal dünn auf Ihrer Haut. Hals und Dekolleté können Sie mitbehandeln, ebenso die Augenpartie. Passen Sie aber bitte auf, dass nichts in die Augen kommt! Anschließend legen Sie sich für 30 Minuten hin. Laufen Sie mit der Maske bitte nicht herum.

Sobald die Maske beginnt zu trocknen, werden Sie definitiv eine enorme Glättung Ihrer Haut fühlen (anfassen erlaubt) und ein extremes Spannungsgefühl, so, als wäre Ihre Haut mit Gips verklebt. Selbst tiefere Falten fühlen sich wie »glattgebügelt« an. Nach der Einwirkzeit waschen Sie die Maske mit viel lauwarmem Wasser sehr gründlich ab. Benutzen Sie dazu am besten einen Waschlappen. Zum Schluss verteilen Sie ein paar Tropfen Kokosnussöl auf der noch leicht feuchten Haut. Ich verspreche Ihnen, Sie werden genauso begeistert sein wie ich.

Diese tolle und wirkungsvolle »Anti-Falten-Maske« können Sie mehrmals wöchentlich anwenden. Die Haut fühlt sich hinterher zart, sauber und wirklich glatt an. Bei mir hält der Effekt bis zu zwei Tage an. Wenn Sie zu einer Feier, ins Theater oder einer Veranstaltung gehen, sollten Sie die Maske **mindestens zwei Stunden vorher** anwenden. Die Haut wird stark durchblutet und kann, je nach Hauttyp, bis zu einer Stunde nach der Behandlung Rötungen aufweisen, die Sie aber mit Make-up kaschieren können.

Gelée Royal kann selbstverständlich auch verzehrt werden.

Übrigens

Bei leichten Verbrennungen streichen Sie sofort Gelée Royal auf die entsprechende Stelle und lassen es eintrocknen, solange es geht. Das hilft enorm. Achtung! Nicht auf offene Wunden oder starke Verbrennungen geben!

Wichtige Hinweise zu Gelée Royal

- Bitte benutzen Sie vor der Behandlung kein Reinigungspeeling oder andere kosmetische Reinigungsprodukte! Nur Wasser.
- Manche Menschen reagieren allergisch auf Bienenprodukte. Testen Sie daher Gelée Royal an einer kleinen Hautstelle, zum Beispiel am Arm, bevor Sie es im Gesicht einsetzen. Wenn Sie eine allergische Reaktion (starkes Jucken, ungewöhnlich starke Rötung etc.) bekommen, benutzen Sie das Gelée Royal bitte nicht!
- Bewahren Sie Gelée Royal immer im Kühlschrank auf!

Vitamin C: Essenz für junge, weiche und elastische Haut

Uns allen ist hinreichend bekannt, dass Vitamin C zur Stärkung des Immunsystems kolossal wichtig ist. Dass es aber auch für die Produktion von Kollagen verantwortlich ist, wissen vermutlich die wenigsten von uns. Doktor K. S., der seit vielen Jahren auch in der Altersforschung sehr aktiv ist, klärte mich auf. Nachdem ich mir seine Ausführungen interessiert angehört hatte, mein Fragenkatalog abgearbeitet war, ich in kosmetischen Fachkreisen erneut recherchiert hatte, wagte ich den Sprung und ging einkaufen: Tetrahexyldecyl Ascorbat (auf das ich noch ausführlich eingehen werde), Mandelöl, kaltgepresstes Kokosnussöl, Bienenwachs, Vitamin-E-Öl, Sheabutter, ätherisches Lavendelöl, destilliertes Wasser und eine dieser dunklen Apothekerflaschen mit Zerstäuber. In der Apotheke meines Vertrauens, im Distrikt Bangsar, bekam ich alles. »Was willst du denn damit?«, fragte mich meine Apothekerin verunsichert. »Ich stelle ein Vitamin-C-Anti-Falten-Mittel her.« Während ich mit meinen Utensilien unter dem Arm die Apotheke verließ, rief sie mir noch schnell hinterher: »Katharina, wenn das wirkt, musst du mir auch was machen, ja?« Das habe ich getan.

Vitamin C hilft gegen oxidativen Stress

Doch bevor ich auf die Rezeptur eingehe, möchte ich Ihnen die Wirkungsweise von Vitamin C als Hautverjüngungsmittel mit meinen Worten erklären. Vitamin C agiert auch auf unserer Haut als Antioxidans. Es hilft dabei, sogenannte oxidative Schäden auszugleichen. Diese Schäden schränken die Kollagenbildung in unserer Haut ein, die Faltenbildung nimmt ihren Lauf. Denn fehlt unserer Haut Kollagen, verliert sie an Straffheit, an Elastizität, und mit der Zeit beginnt sie an allen möglichen Stellen zu »hängen«.

Ursache für oxidative Schäden sind in erster Linie Sonnenbäder. Wenn wir unsere Haut ultravioletten Strahlen aussetzen, werden freien Radikale produziert. Sie schädigen die Hautzellmembranen und aktivieren Enzyme, die Kollagen und Elastin zerstören – und damit die zwei wichtigsten Proteine, die unsere Haut straff halten. Wenn aber Vitamin C direkt in die Hautzellen gelangt, gibt es eine sehr gute Chance, Falten zu reduzieren, die Hautstruktur zu verbessern und zumindest einen Teil der Elastizität zurückzugewinnen. Vitamin C kann nämlich den freien Radikalen Elektronen liefern, die sie weniger schädlich für die Zellstruktur machen. Es ist kein Ersatz für Sonnenschutz, aber ein zusätzlicher Schutz gegen oxidativen Schaden, der zu frühzeitiger Hautalterung führt und sogar Hautkrebs verursachen kann. Aber: Das funktioniert nicht, wenn wir uns frisch gepressten Zitronensaft auf die Haut träufeln. Schön wär's.

Trotzdem haben Ärzte in den USA eine Studie mit natürlichem Vitamin C durchgeführt. Die Probanden bekamen drei Monate lang Vitamin C auf die Haut aufgetragen. Am Ende stellte das Forscherteam fest, dass ein Rückgang der feinen Fältchen und groben Falten sowie eine positive Veränderung der Hautstruktur zu verzeichnen war.

So wird Vitamin C stabil

Herkömmliches Vitamin C ist wasserlöslich und sehr instabil, dadurch verliert es schnell seine Wirksamkeit, insbesondere wenn es Luft und Licht (Sonnenlicht) ausgesetzt ist: Es oxidiert! Innerhalb weniger Wochen ist es unwirksam. Noch schlimmer: Wenn Vitamin C oxidiert ist, fördert es sogar die Bildung von freien Radikalen auf der Haut und schädigt die DNA. Das ist doch Ironie, oder?

Zudem ist Vitamin C in Hautcremes eigentlich nur wirksam, wenn sein Anteil über zehn Prozent beträgt. Die meisten Cremes und Lotionen enthalten jedoch weitaus weniger. Entsprechend wirksame und sehr teure Produkte, die diese zehn Prozent enthalten und »stabilisiert« wurden (in einem Serum beispielsweise), sind maximal vier Monate haltbar. Daher sollten Sie solche Produkte unbedingt nach dem Verfallsdatum entsorgen und nicht mehr verwenden.

Aber das bei Weitem größere Problem mit den meisten Vitamin-C-Produkten, die auf die Haut aufgetragen werden, ist, dass sie wasserlöslich sind und daher nicht durch die fettreiche Hautbarriere in die tiefer liegenden Hautschichten eindringen können.

Und hier kommt die Lösung: Es gibt nämlich eine abgewandelte Form von Vitamin C, die durch Modifizierung fettlöslich und wesentlich stabiler ist: Tetrahexyldecyl Ascorbat (TA). TA ist unbedenklich für die Haut und wird auch in Kosmetikprodukten bzw. in Cremes eingesetzt. Durch seine Fettlöslichkeit kann TA durch die Epidermis (obere Hautschicht) in die Dermis (untere Hautschicht) eindringen und dort die Kollagenbildung stimulieren. Das können die meisten Vitamin-C-Präparate nicht. Sie bleiben auf der Hautoberfläche, wo sie zwar gegen oxidativen Schaden wirken, aber nur wenig Effekt auf die Kollagenbildung haben.

Doch TA kann noch mehr: Es stimuliert die Produktion von Glykosaminoglykan, ein Stoff, der sehr wichtig ist für eine straffe und faltenfreie Haut, denn er besitzt die Fähigkeit, große Mengen an Feuchtigkeit zu binden. Hyaluronsäure, die Sie vermutlich kennen, ist ein Glykosaminoglykan. Leider sinkt im Alter der Anteil an Hyaluronsäure in unserer Haut, wodurch sie an Elastizität verliert. Es entstehen Falten.

Einige »normale« Vitamin-C-Präparate können Hautirritationen und/oder Rötung verursachen. TA irritiert die Haut so gut wie gar nicht, nur bei Menschen mit sensibler Haut könnte ein leichtes Brennen oder eine kurzzeitige Hautirritation auftreten. Manche Hersteller von Hautcremes fügen ihren Produkten TA hinzu, achten Sie auf die Inhaltsstoffe-Angaben. Ich persönlich würde so eine Creme immer bevorzugen.

Rezepturhinweis

Diese Rezepturen mit Vitamin C finden Sie im dritten Teil des Buches:

- Anti-Falten-Creme mit Vitamin C
- Vitamin-C-Serum für die Gesichtshaut

Kollagen

Kollagen ist ein Protein und der wichtigste organische Bestandteil unserer Knochen, Zähne, Sehnen, Bänder und unserer Haut. Es sorgt für die Flexibilität unserer Knochen, die Reißfestigkeit von Sehnen und Bändern. Mit dem Älterwerden nimmt die körpereigene Kollagen-Produktion ab. Daher brechen sich ältere Menschen bei einem Sturz schneller einen Arm oder ein Bein als junge Menschen. Unsere Haut benötigt Kollagen, damit sie schön elastisch bleibt. Die Kombination von TA (abgewandeltes Vitamin C) und Kollagen verjüngt unsere Haut enorm. Kollagen macht sie straff und geschmeidig, und Vitamin C heilt geschädigte Hautzellen.

Der Aufbau der Haut

Um annähernd zu verdeutlichen, was ein verjüngendes Hautserum leisten muss, damit es bis zur untersten Hautschicht gelangen kann, gebe ich Ihnen hier einen kleinen Einblick in den Aufbau der Haut.

Bei der **Epidermis** (Oberhaut) handelt es sich um die äußerste, oberste Hautschicht. Sie ist die Schutzhülle unseres Körpers gegen äußere Einflüsse. Zusammengesetzt wird die Epidermis aus fünf Schichten: 1. Basalschicht (Stratum basale), 2. Stachelzellschicht (Stratum spinosum), 3. Körnerschicht (Stratum granulosum), 4. Glanzschicht (Stratum lucidum) und 5. Hornschicht (Stratum corneum). Die Oberhaut besteht zu über 90 Prozent aus den hornbildenden Zellen, die die eigentlichen Epidermis-Zellen darstellen. Die Hornschicht setzt sich aus abgestorbenen Zellen (den Plattenepithelzellen) zusammen. Diese Hornzellen bilden gemeinsam mit Fetten, die sich zwischen den Zellen befinden, eine wasserabweisende Schutzschicht. Wie stark ausgeprägt die Hornschicht ist, hängt davon ab, wie sehr die Haut beansprucht ist. Ihre Stärke schwankt zwischen zwölf und 200 Zellschichten. Am dicksten ist die Hornschicht an den Fußsohlen und den Handflächen.

Die **Dermis** (Lederhaut, Corium) ist für die Ernährung und Verankerung der Oberhaut (Epidermis) verantwortlich. Sie verfügt über Blutgefäße, Schweiß- und Talgdrüsen, Haarfollikel und Nerven. Sie ist mit elastischen Fasern und Kollagenfasern ausgestattet, außerdem befinden sich in ihr die meisten Sinnesrezeptoren.

Wenn Sie Schönheitsprodukte selbst herstellen, finde ich es wichtig, dass Sie etwas genauer über die Beschaffenheit unserer Haut Bescheid wissen. Falls Sie sich fragen, woher ich das alles so genau weiß: Nachdem ich zunächst eine Ausbildung als Rechtsanwaltsgehilfin durchlaufen hatte, wechselte ich zum Journalismus und erlernte zusätzlich den Beruf einer Fachkosmetikerin. Ich interessierte mich ungemein dafür. Erst viel später wurde ich Autorin. Und dann gibt es noch meine liebe Freundin Edith, die Fachfrau ist und, salopp ausgedrückt, Kosmetikprodukte im großen Stil professionell herstellt.

Winzig klein und superstark: Chia

Mitten in der Arbeit an diesem Buch traf ich die Schwester von Doktor K. S. Sie ist eine sehr attraktive Frau, doch diesmal war ich perplex: Ihre Haut sah unglaublich glatt und prall aus, sogar ihre Lippen erschienen mir viel voller als bei unserer letzten Begegnung. »Harmet«, sagte ich zu ihr, »was hast du mit deiner Haut gemacht?« »Dear«, antwortete sie kurz und bündig, »try Chia Seeds.« Chia-Samen? Natürlich, das hätte ich mir denken können.

Geheimwaffe für straffe, frische Haut und kräftiges Haar

Über die gesundheitlichen Vorzüge von Chia-Samen habe ich ausführlich in meinem ersten SOS-Buch berichtet, hier konzentriere ich mich darauf, wie wir sie für unsere Schönheit einsetzen können.

Natürlich wirkt sich eine gesunde Ernährung auch immer auf unsere Haut, Haare, Kopfhaut und Nägel aus. Aber speziell Chia-Samen haben einen besonderen Einfluss auf unsere Schönheit. Sie sind megareich an Eiweiß, Zink, Phosphor und Ballaststoffen, um nur ein paar Inhaltsstoffe zu nennen. Daher bieten die kleinen Körnchen erstaunliche Vorteile. Diese Winzlinge, ob weiß oder anthrazit, versorgen unser Äußeres mit wichtigen Nährstoffen und vielen anderen hervorragenden »Zutaten«.

Viele Peelings beseitigen zwar abgestorbene Hautzellen, Schmutz und Ablagerungen in den Poren, aber Chia kann noch mehr. Das Minikorn hat die Eigenschaft, unsere Haut mit Feuchtigkeit zu versorgen, und es enthält Öle, die zum Aufbau für unsere Haut enorm wichtig sind. Das gilt auch und ganz besonders für die Kopfhaut. Denn der Samen enthält zwei wichtige Elemente für unser Haarwachstum: Kupfer und Zink. Ein Mangel an beiden Stoffen hat Haarausfall und ein Ausdünnen der Haarpracht zur Folge. Versorgen wir unsere Kopfhaut mit Zink, lässt dies neue Haare sprießen. Chia enthält auch Antioxidantien, Eisen und B-Vitamine. Es versorgt die

Kopfhaut mit Feuchtigkeit, Juckreiz verschwindet. Die Inhaltsstoffe aus den Chia-Samen geben Ihren Haaren zusätzlich einen Schub und sorgen für schöne Locken auf dem Kopf. Chia-Öl oder das Gel aus den aufgequollenen Samen kann dafür direkt auf die Kopfhaut aufgetragen werden.

Chia-Samen sind reich an Alpha-Liponsäure, die gegen Hautalterung wirkt und die feine Linien und Fältchen reduziert, vergrößerte Poren minimiert und eine gesunde Zellfunktion fördert. Omega-3-Fettsäuren begünstigen die Bildung von Elastin und Kollagen und helfen damit, den Feuchtigkeitshaushalt in unserer Haut aufrechtzuerhalten. Die kleinen Körner enthalten zudem Selen, das uns vor Zellschäden und freien Radikalen schützt und dabei hilft, das Vitamin E in unserem Organismus zu absorbieren.

Hinweis
Chia-Öl ist erhältlich im Reformhaus oder in diversen Online-Shops. Achten Sie aber bitte auf beste Qualität!

Chia in der Schönheitspflege

Hier gebe ich Ihnen einige Tipps, wir Sie Chia-Samen für Ihre Schönheit einsetzen können.

Chia-Samen stimulieren das Haarwachstum: Protein, Schwefel und Aminosäuren sind sehr vorteilhaft für gesunde und lange Haare. Essen Sie jeden Tag Chia-Samen, um Ihre Haarfollikel zu stärken und das Haarwachstum zu fördern!

Chia gegen Akne und Entzündungen: Chia-Samen haben entzündungshemmende Eigenschaften und wirken gegen Akne, Entzündungen, Ekzeme und Rosacea. Ihre Inhaltsstoffe beruhigen die

Haut. 1 EL Chia-Samen in 120 ml stillem Wasser für gut 30 Minuten einweichen. Anschließend das entstandene Gel auf der Haut verteilen und für etwa 25 Minuten einwirken lassen. Danach mit lauwarmem Wasser abspülen, die Haut leicht trocknen und ein paar Tropfen Kokosnussöl darauf verteilen.

Chia-Gel befeuchtet Haare und Kopfhaut: Besonders geeignet ist Chia-Gel bei trockenem und krausem Haar. Mischen Sie 1 EL gemahlene Chia-Samen mit 100 ml Wasser, 3 EL frisch gepresstem Gurkensaft (ohne Kerne) und 1 EL Kokosnussöl (kaltgepresstes Olivenöl geht auch). Alles gut verrühren, für 10 bis 12 Minuten in den Kühlschrank stellen, anschließend auf die Kopfhaut einmassieren und im Haar verteilen. Eine Weile einwirken lassen. Zur Intensivierung können Sie eine Haube verwenden. Anschließend gründlich mit lauwarmem Wasser ausspülen. Sollte das Haar noch ölig sein, waschen Sie es mit einem milden Shampoo wie gewohnt.

Chia-Öl als Augenpflege: Die Haut um die Augen ist sehr dünn und empfindlich. Es kommt schnell zu Hautschäden, da sie sehr anfällig gegen freie Radikale ist. Falten entstehen. Geben Sie täglich ein paar Tropfen organisches Chia-Öl auf die Haut um Ihre Augen und massieren Sie das Öl sanft ein. Das hilft gegen Augenschwellungen, Augenringe und sorgt für eine glattere Haut.

Chia-Öl zur Wimpernverlängerung: Verwenden Sie Chia-Öl wie Mascara und geben Sie täglich etwas Öl auf die Wimpern. Das fördert das Wachstum, und die Wimpern werden kräftiger.

Chia als Hautbefeuchter: 1 TL gemahlene Chia-Samen mit 1 EL filtriertem Wasser vermischen und über Nacht zugedeckt in den Kühlschrank stellen. Am nächsten Tag großflächig auf die Haut auftragen und 10 bis 15 Minuten einwirken lassen. Anschließend gründlich mit eiskaltem Wasser abwaschen. Das pumpt Feuchtigkeit in Ihre Haut.

Chia-Öl zum Aufpolstern der Lippen: Chia-Öl ist ein fabelhafter Lippenvergrößerer und sorgt für einen schönen und natürlich aussehenden Schmollmund. Die Omega-Fettsäuren liefern extrem viel Feuchtigkeit. Massieren Sie täglich Chia-Öl in Ihre Lippen ein oder mischen Sie ½ TL gemahlene Chia-Samen mit ¼ TL Zimt sowie 1 TL Kokosnussöl und massieren Sie die Mischung täglich in Ihre Lippen ein.

Chia-Öl für starke Nägel: Massieren Sie einen Tropfen Chia-Öl in Ihre Nägel und die Nagelhaut. Nicht abwaschen!

Rezepturhinweis

Diese Rezepturen mit Chia finden Sie im dritten Teil des Buches:

- Chia-Peeling-Maske
- Chia-Honig-Maske gegen extrem trockene Haut
- Maske mit Chia-Samen und Matcha-Tee
- Chia-Haar-Gel

Mehr PEP für unsere Haut: die Enzyme der Papaya

Seit ich damit angefangen habe, an diesem Buch zu arbeiten, benutze ich ein »Papaya-Enzyme-Powder« als Peeling-Maske für meine Gesichtshaut. Eine liebe und langjährige Freundin produziert es für mich. Die Idee dazu kam mir, nachdem Doktor K. S. in vielen, vielen Stunden die gesundheitlichen Vorzüge der Papaya-Enzyme erläutert hatte. Und wie Sie eventuell aus dem ersten SOS-Buch wissen, bin ich damit meine Cellulite an den Oberschenkeln losgeworden. Also dachte ich mir, was gut für innen ist, kann auch nur gut für außen sein. Und tatsächlich, seit ich das Papaya-Enzym-Pulver verwende, ist meine Haut wie »aufgepeppt«. Sogar kleine Fältchen werden reduziert.

Vielleicht wirkt es ja nur bei mir so gut, daher wollte ich es genau wissen. Also habe ich zwei liebe Bekannte, die ebenfalls in Kuala Lumpur leben, zu einem »Testing« eingeladen. Anita und Jutta kamen sofort. Wir verbrachten einen sehr schönen Vormittag, tranken feinen Tee und genossen die »Schönheitskur«. Das Ergebnis hat mich bestätigt, für die beiden war es jedoch überraschend – und zwar schon nach der ersten Behandlung. Seither sind die beiden ebenfalls begeisterte PEP-Anwenderinnen.

Papaya-Peeling für eine glatte, zarte Haut

Papaya-Enzyme verfügen über fettspaltende und eiweißspaltende Eigenschaften, sind also in der Lage, die Eiweißbausteine in unserer Haut aufzuspalten und abgestorbene Hautzellen zu lockern. Durch die kreisrunden Bewegungen auf der Haut beim Peeling werden die Hautpartikel sanft entfernt. Das ist aber noch nicht alles. Diese bioaktive Substanz dringt bis in verstopfte Hautzellen vor und vernichtet dort mögliche Bakterien. Dadurch gehen mit der Zeit auch Pusteln, Mitesser und Pickel zurück. Raue Gesichtspartien werden geschmeidiger und geglättet. Der Teint erscheint frischer, feinporiger und einfach praller. Die Zellteilung wird aktiviert und beschleunigt, und die Zellerneuerung wird unterstützt.

Man könnte es ungefähr so ausdrücken: Ein Enzym-Peeling ist eine Hauterneuerung mit biologischen Katalysatoren. Es ist gründlich und hat eine Tiefenwirkung, die aber dennoch sanft vonstattengeht. PEP eignet sich speziell für unreine und fettige Haut, aber auch für Mischhaut und normale bis trockene Haut.

Für eine Peeling-Behandlung brauchen Sie nur eine erbsen- bis maximal walnussgroße Menge Papaya-Enzym-Puder (ein bis zwei Gramm). Ich verwöhne und füttere meine Haut damit ein- bis zweimal wöchentlich. Danach ist die Aufnahmebereitschaft der Haut für Wirkstoffe besonders groß, deshalb verteile ich nach einem Enzym-Peeling immer ein paar Tropfen kaltgepresstes Kokosnussöl auf meiner noch feuchten Haut.

Wirkungsvolle Papayaschalen

Hier in Südostasien wickeln Einheimische Fleisch über Nacht in Papaya-Blätter ein, damit es – durch das in den Blättern enthaltene Enzym Papain – am nächsten Tag schön zart ist. Eine ähnliche Wirkung haben die Schalen der Papaya-Früchte auch auf die menschliche Haut. Wenn Sie in einem Kochrezept Papaya verwenden, werfen Sie die Schalen nicht weg, sondern legen Sie sie einfach mit der Fruchtfleischseite auf Ihr Gesicht und lassen sie 45 Minuten einwirken. Dazu legen Sie sich am besten gemütlich hin und hören Ihre Lieblingsmusik.

Kokosnussöl und Kokosnusswasser

Dass Kokosnussöl eine moderne Medizin darstellt, habe ich in meinem ersten SOS-Buch ausführlich beschrieben. Aber mein Lieblingsöl kann noch mehr: Es bietet zusätzlich eine ganze Reihe von Schönheitseffekten. In seinen Ursprungsländern wird Kokosnussöl nicht nur in der Küche, sondern auch als wirksames Haut- und Haarpflegemittel eingesetzt. Es schützt die Haare vor Schäden und befeuchtet die Haut. Vielleicht ist es gar kein Zufall, dass die Menschen dort, wo Kokosnuss in der Ernährung und Körperpflege verwendet wird, besonders schöne Haut, sehr gepflegte Haare, strahlend weiße Zähne und ein gesundes Zahnfleisch haben. Auch als Make-up-Entferner eignet sich das Öl sehr gut. Aber Achtung, nicht in die Augen reiben. Das schadet zwar nicht, hinterlässt aber einen störenden Fettfilm auf dem Auge.

Im dritten Teil des Buches finden Sie einige Rezepturen mit Kokosnussöl und Kokosnusswasser. Hier gebe ich Ihnen einen Vorgeschmack darauf:

Kokosnussöl lässt Pickel verschwinden: Tupfen Sie jeden Abend, vor dem Schlafengehen, etwas Kokosnussöl auf die betroffenen Stellen, bis die Pickel weg sind. Oder Sie mischen Kokosnussöl mit etwas Heilerde und geben dies auf die Pickel.

Kokosnussöl gegen eine quälende Nase: Früher litt ich häufig an einer Art Nasen-Herpes. Das ist schon lange vorbei, nachdem ich mich mit Kokosnussöl behandelt habe. Sobald sich eine leichte Entzündung bemerkbar machte, habe ich meine Nase innen mit Kokosnussöl eingepinselt. Nach wenigen Tagen war alles weich und schmerzfrei. Wenn Sie häufig niesen müssen, geben Sie mit einem Wattestäbchen Kokosnussöl in die Nase, drei- bis viermal täglich. Benutzen Sie für jedes Nasenloch ein neues Wattestäbchen und tunken Sie es nur einmal in das Kokosnussöl. Gerade in den erkältungsreichen Wintermonaten hilft Kokosnussöl, geschwollene oder entzündete Schleimhäute zu beruhigen, und schafft Ausgleich bei trockenen Schleimhäuten in der Nase.

Kokosnusswasser strafft und reinigt unsere Haut von innen. Bei einer äußeren Anwendung hilft es, Akne und dunkle Hautflecken zu reduzieren. Geben Sie frisches Kokosnusswasser (nicht aus der Dose oder Tetrapak!) auf ein Wattepad und reiben Sie die Haut damit ein.

Übrigens

Wenn Sie Kokosnussöl als Hautbefeuchter benutzen wollen, sollte die Haut noch leicht feucht sein. Also bitte nicht komplett abtrocknen. Wird Kokosnussöl auf die abgetrocknete Haut aufgetragen, kann sie austrocknen. Das gilt auch für Kopfhaut und Haare: Das Öl (ein paar Tropfen) sollte immer ins handtuchfeuchte Haar einmassiert werden.

Kokosnussöl von Kopf bis Fuß

Es gibt noch zahlreiche weitere Verwendungsmöglichkeiten von Kokosnussöl für die Schönheit.

- Bei trockenem Haar: nach dem Waschen ein paar Tropfen Kokosnussöl in die noch feuchten Spitzen geben
- Als Packung bei trockenem Haar und bei Spliss: mehrere Stunden mit einer Duschhaube abdecken und danach gründlich ausspülen
- Als Aftershavelotion

- Als Make-up-Entferner
- Als antibakterielle Hautcreme (auch bei Akne)
- Als Deodorant: direkt nach dem Duschen unter den Achseln verteilen
- Zur Vorbeugung von Dehnungsstreifen während der Schwangerschaft
- Mit Zucker vermischt als Körperpeeling (in der Dusche anwenden)
- Pur aufgetragen gegen trockene Körperstellen: Lippen, Füße, Ellbogen etc.
- Bei trockener Nagelhaut
- Bei trockenen Hautstellen: Für Kokosnussöl-Umschläge ein Mull- oder Leinentuch mit dem Öl gut tränken und mehrere Stunden auf die trockenen Stellen legen. Zum Schutz vor Flecken mit Klarsichtfolie umwickeln
- Als Bodylotion: dünn auftragen, mit dem Anziehen etwa zehn bis 15 Minuten warten
- Für weiche Haut: 1 EL Kokosnussöl mit ins Badewasser geben
- Mit Meersalz vermischen, um trockene Haut an den Füßen zu entfernen
- Für zarte Füße: in warmes Fußbad geben, macht harte Stellen weich und beugt Fußpilz vor

Rezepturhinweis

Diese Rezepturen mit Kokosnusswasser bzw. Kokosnussöl finden Sie im dritten Teil des Buches:

- Verjüngender Kurkuma-Drink für das Gehirn
- Kurkuma-Entgiftungs- und Verjüngungsdrink

- Kokos-Kurkuma-Zahnpasta
- Zimt-Zahnpasta
- Minz-Zahnpasta
- Peeling mit Volumeneffekt für vollere Lippen
- Kokosnusswasser-Reinigungslotion
- Natürlicher AHA-Säuren-Effekt für eine makellose Haut
- Anti-Falten-Creme mit Vitamin C
- Matcha-Kokosnussöl-Maske
- Verjüngende Blaubeeren-Gesichtsmaske
- Süße Anti-Falten-Maske
- Chia-Peeling-Maske
- Chia-Honig-Maske gegen extrem trockene Haut
- Papaya-Maske
- Chia-Haar-Gel
- Wohltuendes Fußpflege-Peeling mit Kokosnussöl
- Natürliches Sonnenschutzöl

Eine uralte chinesische Methode zur Behandlung von Akne: Tapioka

In den 1950er-Jahren gab es eine beliebte kantonesische Filmheldin aus Hongkong, die unter schwerer Akne litt. Eines Tages erfreute sich nicht nur der Star selbst an einer schönen, ebenmäßigen Haut, sondern auch ihre große Fangemeinde. Fast jeder war daran interessiert zu erfahren, wie die Schauspielerin ihr Akne-Problem hatte lösen können. Besonders die Fans, die selbst davon betroffen waren. Das

Rätsel um die Genesung ihrer Haut wurde zu einem … heute würde man sagen »Hype«. In einem Interview verriet sie endlich das Geheimnis: Tapiokapaste. Einfach Tapiokastärke gemischt mit Wasser.

Tapioka – auch Cassava oder Maniok genannt – ist ein Wurzelgemüse mit einem sehr hohen Stärkegehalt: Sie enthält doppelt so viel Stärke wie Kartoffeln. Hier in den Tropen und auch an anderen Plätzen dieser Welt wird sie zur Befeuchtung und Straffung der Haut, gegen Pickel, Akne, dunkle Flecken und Narben eingesetzt. Tapiokastärke hat eine kühlende und beruhigende Wirkung. Rötungen und Juckreiz verschwinden nach mehreren Behandlungen.

Rezepturhinweis

Diese Rezepturen mit Tapioka finden Sie im dritten Teil des Buches:

- Tapiokapaste gegen Akne
- Tapioka-Maske gegen ölige Haut oder Hautstellen
- Tapioka-Maske für eine gesunde und straffe Haut

Die Tapioka ist auch essbar. In Deutschland ist sie mitunter auf Gemüsemärkten zu finden. Falls Sie Tapioka gerne als Speise zubereiten möchten, beachten Sie folgenden wichtigen Hinweis: Bitte niemals roh oder mit Schale verzehren! Die Schale der Wurzel enthält Spuren von Blausäure-Glykosiden, ein organisches Pflanzengift, mit dem sich die Wurzel vor Tierfraß schützt. Durch Schälen und Kochen wird dieser Stoff jedoch komplett entfernt.

Tapioka ist fester Bestandteil des Speiseplans in Asien, in der Karibik und in Afrika. Wenn Sie die Tapioka-Wurzel schälen, kommt weißes Fleisch zum Vorschein, das Sie sofort in kaltes Wasser legen sollten, damit es nicht dunkel wird. Die Wurzel wird in gesalzenem Wasser etwa zehn bis 15 Minuten (abhängig von der Größe) gekocht, bis sie weich ist. Sie wird gerne zusammen mit Kartoffeln, Möhren und anderen Knollen gegessen. Tapioka wird auch zu Speisestärke verarbeitet und dient als Bindemittel für Saucen.

Vaalan Puli – eine Frucht, die Hautzellen erneuert

Meine thailändische Freundin Sirinya, die schon sehr lange mit einem Deutschen verheiratet ist und hier in Kuala Lumpur lebt, erzählte mir, wie sie mit Vaalan Puli – das in Deutschland als Tamarinde bekannt ist – ihren ganzen Körper behandelt. Unter anderem benutzt sie Vaalan Puli zum Duschen. Dazu löst sie das Fruchtfleisch aus der Schale und von den Kernen und benutzt es unter der Dusche wie eine »Seife«.

In Südostasien findet sich das süß-spritzige Gewürz praktisch in jeder Küche. Es wird als Zutat in vielen Gerichten verwendet, zum Beispiel in Chutneys, Fischgerichten, Süßspeisen und eingelegtem Gemüse (Pickles). Thailandbesucher kennen es bestimmt, denn es ist auch Bestandteil vieler Thai-Gerichte.

Vaalan Puli hat viele Namen: neben Tamarinde auch Imli, Indische Dattel oder Sauerdattel, um nur einige zu nennen. Die Früchte des Tamarindenbaums besitzen eine harte braune Schale, die als Schote bezeichnet wird. Im Innern befinden sich die Samen, die vom Fruchtfleisch umhüllt sind.

Tamarinde enthält signifikant hohe Mengen an den Vitaminen B, C und E, an Kalzium, Kalium, Phosphor und Ballaststoffen. Damit ist diese tropische Frucht ein enormes Kraftpaket an Antioxidantien

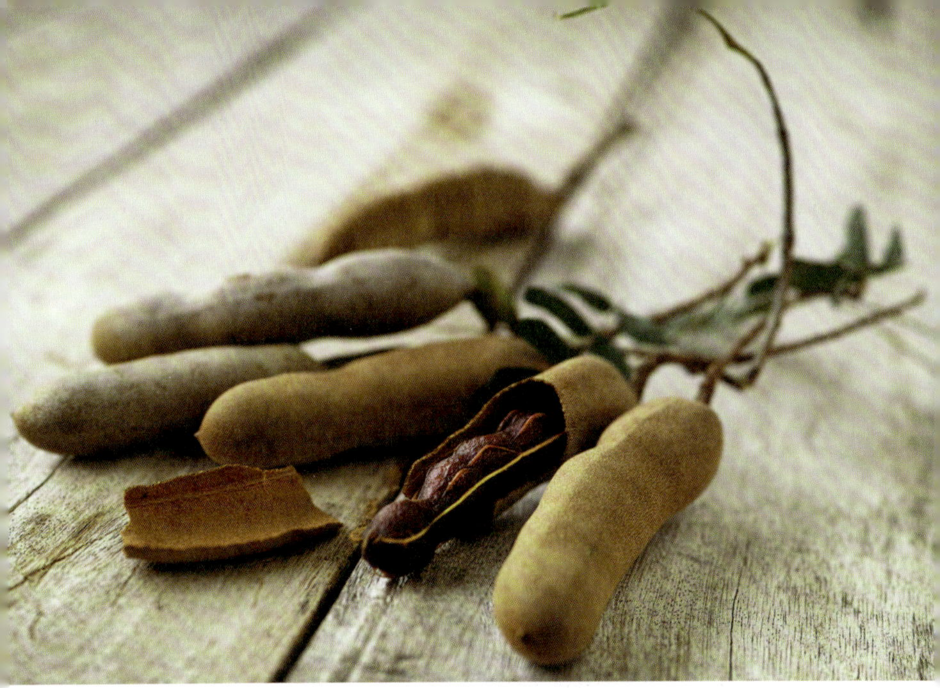

und Mineralien und bekämpft die Bildung von freien Radikalen. Sie kann Hautzellen erneuern und das Haarwachstum fördern.

In Tamarinde stecken natürliche Alpha-Hydroxy-Säuren (bekannt aus AHA-Säurebehandlungen oder Schälkuren), was sie zu einem wahren Peeling-Wunder macht. Das Fruchtfleisch auf die Haut aufgetragen beruhigt Reizungen, Entzündungen und reduziert dunkle Flecken und Pigmentstörungen. Inderinnen benutzen es, um ihre dunkle Haut aufzuhellen, und gegen Pickel und Hautunreinheiten. Und nicht zuletzt bringt die Tamarinde Elastizität in unsere Haut zurück.

Geröstete Kerne der Tamarinde werden zu Pulver verarbeitet, gekochte Kerne zu Brei gestampft und als Konzentrat angeboten. Tamarinde ist erhältlich als Mark (Paste), Konzentrat und Saft.

Wie Sie eine Tamarinde öffnen und verarbeiten, zeige ich Ihnen in einem kleinen Video auf der Website www.sos-schoenohneschummeln.de oder www.KatharinaBachman.de und in meinem YouTube-Kanal.

Rezepturhinweis

Diese Rezepturen mit Tamarinde finden Sie im dritten Teil des Buches:

- Feuchtigkeitsspendendes, faltenreduzierendes, belebendes Hauttonikum
- Natürlicher AHA-Säuren-Effekt für eine makellose Haut
- Tamarinden-Extrakt
- Tamarinden-Maske
- Tamarinde gegen Haarausfall

Kurkuma für eine tolle Haut

Die Kurkumawurzel (Gelbwurz) ähnelt der Ingwerwurzel, besitzt aber eine kräftige gelbe Farbe. Sie wird meist getrocknet und fein gemahlen, das Pulver wird als Gewürz und als Farbstoff verwendet. Speziell die traditionell hergestellte Maske »Uptan« (Ubtan) bewirkt Erstaunliches für unsere Haut. Die Herstellung dieser »Wundermaske« ist tief in der indischen und pakistanischen Hochzeitstradition verwurzelt, als Teil eines Schönheitsrituals für die Bräute. Bevor eine Frau heiratet, bereiten Verwandte und andere nahestehende Frauen ein Gemisch aus verschiedenen Pulvern, Öl und Wasser zu und verteilen es auf dem Gesicht der Braut. Ein Allheilmittel, das die Haut reinigt, aufhellt und sehr zart macht.

In Kurkuma verbergen sich mehr als 10 000 chemische Substanzen und über 600 Wirkstoffe, die in ihrer Gänze noch lange nicht erforscht sind. In der ayurvedischen Medizin gilt es bereits seit Jahrtausenden als Heilmittel. Der natürliche Farbstoff Curcumin löst sich ausgezeichnet in öligen Substanzen auf und ist gleichzeitig ein Fettlöser.

Kurkuma entfaltet auf der Haut eine entzündungshemmende, antioxidative und feuchtigkeitsspendende Wirkung, ist dementsprechend also ein hervorragendes Mittel gegen Mitesser, Pickel und fettige Haut. Es bekämpft Viren und Bakterien, reduziert freie Radikale und ist zusätzlich ein natürliches Antioxidans. Kurkuma stimuliert den Neuaufbau des Bindegewebes, fördert die Durchblutung der Haut, lindert Schwellungen und Hautrötungen und verbessert die Elastizität der Haut. Es repariert brüchiges Haar und kräftigt es, vor allem verleiht es unserer Haut Elastizität.

Rezepturhinweis

Diese Rezepturen mit Kurkuma finden Sie im dritten Teil des Buches:

- Verjüngender Kurkuma-Drink für das Gehirn
- Kurkuma-Entgiftungs- und Verjüngungsdrink
- Kokos-Kurkuma-Zahnpasta
- Zimt-Zahnpasta
- Minz-Zahnpasta
- Blaubeeren-Kurkuma-Zitronen-Maske
- Kurkuma-Maske – Uptan
- Kurkuma-Peeling-Maske
- Tamarinden-Extrakt

Grün, grün, grün sind alle meine Farben – besonders giftgrün

Das Zauberwort für eine bessere, glattere und ebenmäßigere Haut heißt Matcha. Zweifelsohne ist grüner Tee nichts Neues, aber bei Matcha liegen die Dinge etwas anders. Es handelt sich um grünen Tee, der zu einem sehr feinen Pulver gemahlen wird. Das giftgrüne Pulver wird mit etwa 80 Grad Celsius heißem (nicht kochendem) Wasser aufgegossen. Dieser Tee hat viele positive Wirkungen auf unsere Gesundheit, keine Frage. Inzwischen ist Matcha ziemlich hip geworden, es gibt die unterschiedlichsten Matcha-Kreationen. Sei's drum. Ich spreche hier vom Original. Und das bietet auch für unsere Haut ziemlich viele Vorteile.

Original Matcha-Tee punktet gewaltig in Sachen Chlorophyll und Antioxidantien, somit schützt er unsere Hautzellen. Das giftgrüne Pulver verbessert die Matrix unserer Haut: Weniger Falten, mehr Festigkeit und Elastizität. Sie wird ebenmäßiger und straffer. Bei wöchentlicher Anwendung bekommt der Teint sogar einen schönen Glanz. Matcha wirkt besonders gut gegen Akne, weil er die Fähigkeit hat, die Talgproduktion zu senken. Jeder, der sich Gedanken über feine Linien und Falten macht, wird die Wirksamkeit von Matcha-Tee-Masken lieben.

Matcha schützt unsere Haut vor schädlichen UV-Strahlen, gegen vorzeitige Alterung und Altersflecken. Durch Sonnenstrahlen werden die Zellmembranen der Hautzellen geschädigt, es entstehen freie Radikale, und damit sind dem Alterungsprozess Tür und Tor geöffnet. Die in Matcha-Tee enthaltenen Catechine (Antioxidantien) können diesen Prozess quasi stoppen. Sie verhindern das Eindringen der freien Radikalen in unsere Haut. Studien haben gezeigt, dass Matcha-Tee Sonnenschäden reduziert, wenn er auf die Haut aufgetragen wird. Es wurde sogar nachgewiesen, das der giftgrüne Tee durch seinen reinigenden und entzündungshemmenden Effekt Rosacea verringert, eine chronische entzündliche Erkrankung der Haut, besonders im Gesicht (Kinn, Nase, Stirn, Wangen). Da die Rosacea-Haut sehr empfindlich auf Sonne reagiert, ist der UV-Schutz ein besonderer Bonus.

So oder so sind Masken mit Matcha-Tee einfach herzustellen, und sie lassen die Haut wie Seide erscheinen.

Rezepturhinweis

Diese Rezepturen mit Matcha finden Sie im dritten Teil des Buches:

- Feuchtigkeitsspendendes, faltenreduzierendes, belebendes Hauttonikum
- Schnelle Matcha-Tee-Maske
- Matcha-Aloe-Vera-Maske
- Matcha-Kokosnussöl-Maske
- Avocado-Matcha-Maske
- Maske mit Chia-Samen und Matcha-Tee
- Matcha-Honig-Maske

»Hass« macht schön

Samtig weiche, gesunde Haut und Haare mit einer Frucht namens Hass. Sie hat aber noch viele weitere Namen: Wurtz, Reed, Nabal, Ryan oder gar Bacon. Die Rede ist von der Avocado. Im Innern befindet sich übrigens kein Stein, sondern ein Samen. Mal davon abgesehen, dass die Avocado für unsere Gesundheit enorm viele Pluspunkte zu bieten hat, sind ihre Vorteile für unsere Haut mannigfaltig. Sie ist eine der wertvollsten Zutaten für eine natürliche und wirkungsvolle Gesichtspflege, wenn es um Anti-Aging geht.

Aufgrund ihrer Fähigkeit, die Haut vor Sonneneinstrahlung zu schützen, ist die Avocado beispielsweise eine ideale, natürliche Kosmetik während der Sommerzeit. Avocado-Masken spenden Feuchtigkeit, machen die Haut zart und weich und vermindern die Bildung von Altersflecken. Akne, Ekzeme und Schuppenflechte können mit Avocado erfolgreich behandelt werden. Omega-3-Fettsäuren helfen, beschädigte Hautzellen zu reparieren, und lindern Hautrötungen. Vitamin A ist wesentlich verantwortlich für die Erneuerung der Zellen und hilft Falten zu reduzieren und den Alterungsprozess zu verlangsamen. Die Avocado ist aber auch eine sehr gute Quelle für Vitamin E und C, die beide als Antioxidantien wirken, indem sie die Hautzellen vor Schäden durch freie Radikale schützen. Vitamin C hilft zudem, Kollagen aufzubauen, das die Haut fest und elastisch hält.

Selbst hergestellte Gesichtsmasken aus dem Fruchtfleisch der Avocado sind für die Ernährung und Revitalisierung unserer Haut absolute Highlights. Avocados enthalten neben den bereits genannten Vitaminen auch Vitamin B_6 und Vitamin K sowie viele Nährstoffe und Mineralien einschließlich Beta-Carotin, Lutein, Kalium, Zink, Eisen, Selen, Kalzium, Kupfer, Magnesium und Folsäure. All diese Vitalstoffe sind ideal für eine schöne und gesunde Haut.

Ein Postmann namens Hass

Der kalifornische Postmann Rudolph Hass entdeckte in den 1930er-Jahren ein seltsames Bäumchen in seinem Garten, das er nicht zuordnen konnte. An ihm wuchsen dunkelviolette Früchte. Sie sahen so ähnlich aus wie die etwas größeren, grünen Früchte seines Avocado-Baumes »Fuerte«, den er selbst gepflanzt hatte. Es stellte sich heraus, dass es sich um eine Mutation handelte, die kurzerhand »Hass« genannt wurde.

Die Vorteile der Avocado für unsere Schönheit im Überblick

Hilft gegen Falten: Avocados enthalten Antioxidantien und Aminosäuren, die dabei helfen, Giftstoffe in und auf unserer Haut zu beseitigen. Das können Umweltgifte sein oder Gifte, die sich in Lebensmitteln befinden und die wir beim Verzehr aufnehmen. Verbleiben diese Toxine auf der Haut, führt dies zu vorzeitiger Hautalterung und Faltenbildung. Zerdrücken Sie eine Avocado, streichen Sie die Masse auf Ihr Gesicht und lassen Sie sie etwa 20 bis 30 Minuten einwirken. Anschließend mit lauwarmem Wasser abwaschen.

Reinigung der Haut: Avocados sind reich an Vitamin A, das bei der Beseitigung von toten Hautzellen hilft. Zudem enthalten sie

Glutamin, eine Aminosäure, die unsere Haut vor Umweltschäden schützt und sie gleichzeitig reinigt.

Spendet Feuchtigkeit: Avocado mit Honig ist der reinste Jungbrunnen für Ihre Haut: Zerdrücken Sie das Fruchtfleisch einer reifen Avocado und mischen Sie einen Esslöffel Honig hinzu. Die Paste lassen Sie gut 30 Minuten auf der Haut einwirken, anschließend mit lauwarmem Wasser abspülen. Diese Mischung ist bei trockener Haut besonders in den Wintermonaten eine Wohltat.

Regeneriert die Hautzellen: Da Avocado-Öl leicht von der Haut absorbiert wird, kann es sehr gut als Massageöl verwendet werden. Es trägt dazu bei, die Blutzirkulation und damit das Wachstum neuer Hautzellen anzuregen. Das aus der Frucht gewonnene Avocado-Öl kann als Speiseöl, aber auch für eine natürliche Hautpflege verwendet werden, für eine Hautreinigung, Gesichtsmasken, Haarspülungen, Massage-Lotionen und Badeöl. Aufgrund seiner chemischen Eigenschaften und seiner Fähigkeit, Wasser zu speichern, sorgt es für weiches und geschmeidiges Gewebe. Avocado-Öl wirkt als eine Art Weichmacher für die Haut. Es besitzt einen hohen Anteil an Sterolin, das Studien zufolge das Auftreten von Altersflecken reduziert, trockene und juckende Haut beruhigt und sie zart und geschmeidig macht.

Rezepturhinweis

Diese Rezepturen mit Avocado finden Sie im dritten Teil des Buches:

- Avocado-Matcha-Maske
- Straffende Avocado-Eiweiß-Gesichtsmaske
- Avocado-Honig-Haarmaske
- Natürliches Sonnenschutzöl

Natürlicher Hautstraffer: Ananas

Die Naturvölker der Tropen verwenden Ananas schon seit Jahrtausenden als Heilmittel gegen diverse Krankheiten, aber auch als Schönheitsmittel. Eine reife Ananas schmeckt super lecker und enthält viele Spurenelemente und Mineralien, wie beispielsweise Kalzium, Kalium, Magnesium, Phosphor, Eisen, natürliches Jod und Zink, die unser Organismus braucht, um gesund zu bleiben. Sie liefert auch wichtige Vitamine, wie beispielsweise Vitamin C und E, Pro-Vitamin A (Beta-Carotin), Biotin und eine Menge anderer Vitamine wie Niacin, Riboflavin und Thiamin (B-Vitamine). Von diesen gesunden Inhaltsstoffen profitiert auch unsere Haut. Darüber hinaus lösen darin enthaltene Enzyme abgestorbene Hautzellen und sorgen für ein frisches, junges Aussehen. Bei trockener Haut wird das Fruchtfleisch der Ananas als »Weichmacher« eingesetzt, es spendet Feuchtigkeit und hilft den Zellen bei der Erneuerung.

In Asien benutzen Frauen frischen Ananassaft, um ihre Haut aufzuhellen, dunkle Hautstellen und Altersflecken auszubleichen. Frisch gepresster Ananassaft, auf der Haut aufgetragen verleiht einen matten Teint. Verstopfte Poren werden gereinigt und Hautschüppchen, Fett und Schmutz entfernt.

Rezepturhinweis

Diese Rezeptur mit Ananas finden Sie im dritten Teil des Buches:

- Straffende Ananas-Maske

Pi-Pa-Potato

Pickel können unschöne Narben verursachen, die Sie mit rohen Kartoffelscheiben verhindern können. Denn verschiedene Inhaltsstoffe der rohen Kartoffel wirken entzündungshemmend und antibakteriell, die Pickel verschwinden, ohne Narben zu hinterlassen.

Eine Kartoffel beinhaltet ein ganzes Bombardement an Vitaminen, Mineralstoffen, Spurenelementen und Aminosäuren. Kalium, Chlor, Phosphor, Schwefel, Vitamin C, Magnesium, Pantothensäure und Niacin beispielsweise sind Stoffe, die bei der »Generalreinigung« der Haut helfen, Entzündungen und Schwellungen reduzieren und so Pickeln den Garaus machen. Die Säure reinigt die Hautporen, und das Magnesium reduziert Entzündungen und Schwellungen.

Kürbis auf der Haut

Warum nicht mal Kürbis auf die Haut? Sie werden überrascht sein, welchen Effekt er hinterlässt: eine herbstliche Peeling-Maske mit Bräunungseffekt. Der Hokkaido-Kürbis enthält extra viel Beta-Carotin, besonders in der Schale. Dies intensiviert die natürliche Bräune der Haut und sorgt für ein frisches, gesundes Aussehen. Aber nicht nur das. Die Enzyme und Antioxidantien im Kürbis haben eine ähnliche Wirkung wie die AHA-Fruchtsäure-Peelings, helfen jedoch in äußerst sanfter und natürlicher Form, abgestorbene Hautzellen zu entfernen.

Kürbis enthält unter anderem Vitamin B_1, B_2 und B_6, Vitamin C und E, viel Kalium, Folsäure, Magnesium, Eisen, Phosphor und Zink (hilft bei Akne). Durch seine Eigenschaft, freie Radikale abzufangen, schützt er unsere Hautzellen.

Rezepturhinweis

Diese Rezeptur mit Kürbis finden Sie im dritten Teil des Buches:

- Kürbis-Zimt-Honig-Peeling-Maske

Affen lieben Bananen – unsere Haut auch

Für die Menschen in den Tropen und auch anderswo gab es anfangs keine Schönheitsprodukte, so wie wir das heute kennen. Aber natürlich wollten die Frauen im Dschungel schön sein. Nicht nur in Asien suchten und fanden sie ihre eigenen Mittel dafür. Von Bedak Sejuk habe ich schon erzählt, aber nicht jedes Mittelchen war so aufwendig in der Herstellung. So haben die Dschungelfrauen beispielsweise für eine glatte und gut genährte Haut einfach Bananenschalen mit Hilfe von zwei Steinen zu Brei zerquetscht und auf das Gesicht aufgetragen. Heute nehmen wir einen Mixer statt der Steine.

Gegen Falten: Bananenschale gründlich waschen, in den Mixer geben und zu Brei mixen. Den Brei auf das Gesicht auftragen und 15 bis 20 Minuten einwirken lassen. Mit lauwarmem Wasser abspülen.

Für die Haare: Bananenschalen mixen, mit etwas Wasser mischen und auf den Haaren verteilen. 20 Minuten einwirken lassen, danach unter der Dusche gut ausspülen. Eine Haube verstärkt die Wirkung.

Bei Hautirritationen, Mückenstichen, Quetschungen: Die betroffene Hautstelle mit der Innenseite der Schale einreiben.

Die Banane macht die Haut schön weich, was die Menschen sich zunutze machten, wenn sie einen Splitter in der Haut hatten. Die Bananenschale wurde gut 20 Minuten auf die Hautstelle gelegt, in der der Splitter steckte. Ein Bananenblatt diente als »Verband«. Wenn die Haut an der Stelle weich genug war, konnte der Splitter mit den Fingernägeln herausgezogen werden.

Eine Gesichtsmaske aus Bananen liefert Enzyme, Vitamine, Mineralstoffe und Spurenelemente, die für unsere Haut sehr wichtig sind: Vitamine C, A, K, Vitamine der B-Gruppe, Proteine, Kalium, Kalzium, Magnesium, Phosphor, Eisen und vor allem Zink.

Zink

In der Dermatologie und Wundheilung nimmt Zink eine besondere Stellung ein. Langfristige Therapien mit Zink belegen, dass dieses lebenswichtige Spurenelement die Heilung von Akne, unreiner Haut und sogar die Heilung von Neurodermitis begünstigt. Zink reduziert zum Beispiel die Absonderung von Talg und wirkt entzündungshemmend. Diese Eigenschaften wirken sich positiv auf vermehrte Talgproduktion bei Akne aus und verhindern Entzündungen der Talgdrüsen und der Haut. Zink sorgt für eine Stabilität der Zellwände, stillt Juckreiz und wirkt somit aktiv gegen Schuppenflechte. Ohne Zink wäre die Aktivität vieler Enzyme gar nicht möglich. Es ist sogar an der Bildung von Hormonen beteiligt.

Rezepturhinweis

Diese Rezepturen mit Bananen finden Sie im dritten Teil des Buches:

- Litschi-Maske gegen Alterung
- Straffende Bananen-Maske

Sauer macht nicht nur lustig …

… sondern auch schön. Mein Mann war schon in jungen Jahren ein guter Kunde im Schönheitssalon. Kürzlich überredete ich ihn, ein Gesichtstonikum auszuprobieren, das mich persönlich von der ersten Behandlung an total überzeugt hat. Die Wirkung war sofort sichtbar, meine Haut ist viel ebenmäßiger. Norbert hat es ausprobiert und war ebenfalls begeistert. Seither benutzen wir dieses Tonikum regelmäßig. Was ist das für ein Wundermittel? Es handelt sich um ein entgiftendes Gesichtstonikum aus Himalayasalz, Wasser und Apfelessig. Ich stelle es daheim in wenigen Minuten selbst her.

Das Problem mit den meisten gekauften Gesichtstonika beziehungsweise Gesichtswässern ist, dass bei der Herstellung extrem alkalische, synthetische »Poren-Schließer« verwendet werden. Sie haben aber oft nur eine vorübergehende Wirkung. Werden sie über einen längeren Zeitraum hinweg verwendet, sorgen all diese gekauften Gesichtswässer dafür, dass der natürliche Schutzmantel der Haut verloren geht, ja sogar zerstört wird.

Gesichtswässer werden generell angewendet, um Schmutzpartikel, Öle oder Make-up aus den Poren der Haut zu entfernen. Sie sollen aber auch die Poren ein wenig zusammenziehen, um das Hautbild zu klären. Damit ein Gesichtswasser so funktioniert, muss es Stoffe beinhalten, die eine adstringierende (zusammenziehende) Wirkung haben, die Poren werden also dazu gebracht, sich sozusagen zu schließen. Natürliche Produkte mit der entsprechenden Wirkung reinigen schonend, während sie gleichzeitig den pH-Wert der Haut in Balance halten.

Rezepturhinweis

Diese Rezepturen mit Apfelessig bzw. Himalayasalz finden Sie im dritten Teil des Buches:

- Entgiftendes Apfelessig-Gesichtstonikum
- Natürlicher AHA-Säuren-Effekt für eine makellose Haut
- Straffende Ananas-Maske

Apfelessig und Himalayasalz für eine zarte Haut

Apfelessig ist eine Säure mit einem pH-Wert zwischen 4,25 und 5, der pH-Wert unserer Haut sollte immer zwischen 4,5 und 6,2 liegen. Apfelessig ist also ideal, um den pH-Wert unserer Haut zu regulieren und zu stabilisieren. Darüber hinaus wirkt Apfelessig entzündungshemmend und antibakteriell, er trocknet Unreinheiten aus und sorgt für ein feines Hautbild.

Das rosafarbene Himalayasalz ist zu 100 Prozent natürlich und zudem (noch) eines der besten und saubersten Salze, die auf diesem Planeten zu bekommen sind. Wie der Name vermuten lässt, kommt das Salz nur im Himalaya vor, genauer gesagt in einem 700 Meter langen Gebirgszug, der nur aus diesem Salz besteht. Das Salz enthält

84 verschiedene Mineralien und Spurenelemente. Es ist so sauber, dass man es direkt vom Berg essen könnte.

Salz wird schon sehr lange in der Haut- und Körperpflege eingesetzt, dafür gibt es sehr gute Gründe: Zum einen sind die einzelnen Elemente oder Bestandteile des Salzes in mikroskopisch kleinen Partikeln vorhanden, sodass sie mit großer Leichtigkeit von den Poren der menschlichen Haut aufgenommen und verstoffwechselt werden können. Zum anderen gelangen die einzelnen Elemente des Salzes in ihrer molekularen Form direkt in die Zellen unserer Haut, wenn sie in Wasser aufgelöst werden. Die Folge ist eine Art Tiefenreinigung der Poren mit gleichzeitiger Desinfektion, nebenbei wird auch die Blutzirkulation der Haut angeregt.

Himalayasalz ist zudem ein natürliches Antiseptikum. Sobald es mit unserer Haut in Kontakt kommt, wirkt es automatisch der Ansiedlung von Bakterien entgegen. Auch wenn man dies kaum glauben mag, so hat Himalayasalz die beachtliche Fähigkeit, die Haut vor dem Austrocknen zu schützen. Es sorgt sogar dafür, dass die Feuchtigkeit in der Haut bleibt. Speziell seine Mineralien wirken hygroskopisch, das heißt, dass Feuchtigkeit gebunden und Nährstoffen dabei geholfen wird, tiefer in die Epidermis einzudringen.

Wichtig!

Das Himalayasalz löst sich zwar im Apfelessig und Wasser auf, es gibt aber keinerlei chemische Reaktion zwischen den drei Bestandteilen. Denn die Säure des Apfelessigs ist durch das Wasser so stark verdünnt, dass sowohl das Salz als auch der Apfelessig unverändert in der Lösung bleiben. Deshalb profitiert unsere Haut von den Vorteilen beider Bestandteile.

Hinweis

Achten Sie bitte bei der Auswahl des Apfelessigs besonders darauf, dass er organisch und nicht pasteurisiert ist! Das ist sehr wichtig. Denn bei der Pasteurisierung werden die guten Eigenschaften des Apfelessigs, die auch für unsere Gesundheit von großem Nutzen sind, vernichtet.

Süßes gegen Hautalterung

Ich liebe sie, ohne Frage, früher konnte ich innerhalb von fünf Minuten eine ganze Tafel davon verputzen. Sie ahnen bereits, wovon ich spreche, oder? Natürlich von Schokolade. Wie Sie vielleicht aus meinem ersten SOS-Buch wissen, blieben (neben vielem anderen) die süßen Naschausflüge leider nicht ohne Folgen für meine Gesundheit. Zugegeben, auch heute esse ich noch sehr gerne Schokolade, allerdings stelle ich sie selbst her. Dazu verwende ich ein hochwertiges Kakaopulver in Bioqualität. Mit knapp 300 verschiedenen Inhaltsstoffen kann sich Kakao rühmen, ein gesundes Produkt zu sein, solange es aus kontrolliertem Anbau kommt und nicht mit Pestiziden belastet ist. »Meine« Schokolade hat einen hohen Fettgehalt, ist reich an Vitamin E, Kalium und Magnesium.

Kakaopulver ist ein wunderbares und starkes Antioxidans, es schützt und befreit die Haut von freien Radikalen. Wenn Sie unter öliger Haut, Akne, trockener, empfindlicher oder alternder Haut leiden, sind Schokoladen-Masken genau das Richtige für Sie. Ihre Inhaltsstoffe sorgen für ein gesundes, strahlendes Aussehen und verbessern enorm den Teint der Haut. Die vielen Kalorien der Schokolade machten unserem Gesicht überhaupt nichts aus.

Schon 2003 probierte ich hier in Kuala Lumpur meine erste Schokoladen-Maske aus und war total begeistert. Heute stelle ich sie selbst her. Ein hochwertiges Kakaopulver ist vollgepackt mit Vitaminen und Antioxidantien, das darin enthaltene Koffein glättet und strafft die Haut.

Kakaopulver bringt Farbe ins Gesicht

Mit Kakaopulver können Sie Ihrer Haut einen Hauch von Sonnenbräune verleihen, ohne sich den gefährlichen UV-Strahlen aussetzen oder in ein Sonnenstudio gehen zu müssen. Dafür brauchen Sie nur zwei Bestandteile, die Sie auch noch köstlich duften lassen: Kakaopulver und Babypuder.

Natürlicher Hautbräuner: Mischen Sie Babypuder nach und nach mit Kakaopulver, bis Sie den gewünschten Farbton erreicht haben. Am besten beginnen Sie mit ½ TL Kakaopulver und 1 TL Babypuder. Sobald Sie Ihren Favoriten gefunden haben, bepudern Sie mit einem Rouge-Pinsel Ihre Haut. Die Reste können Sie in einem verschließbaren Behälter aufbewahren. Mit Zimt funktioniert es auch, er ergibt einen etwas zarteren Farbton.

Für die Rezepte im dritten Teil nenne ich Stärkepulver als Basis für Gesichtspuder. Probieren Sie aus, was Ihnen angenehm ist – Sie können auch Babypuder und Stärkepulver mischen.

Rezepturhinweis

Diese Rezepturen mit Schokolade oder Kakaopulver finden Sie im dritten Teil des Buches:

- Süße Anti-Falten-Maske
- Gesichtspuder
- Make-up

Schön kriechen

Auf der Suche nach wundersam verwandelnden Super-Ingredienzen für eine junge, frische, schön schimmernde, faltenfreie Haut bis ins hohe Alter gibt es offensichtlich keine Grenzen: Tauchgänge in Meerestiefen, um magische Algen zu ernten, Trekkingtouren zu Alpenregionen, in denen Äpfel mit unsterblich machender Schale wachsen, Wundergifte von Reptilien oder gepoppter Kaviar. All dies im Namen der Schönheit. Kürzlich erzählte mir meine chinesische Freundin Pin-Pin, nicht ohne dabei die Augen zu rollen, dass sich ihre Nichte, die in Japan als gut bezahltes Fotomodell arbeitet, Schnecken über das Gesicht laufen lässt. »Kannst du dir das vorstellen, Katharina?«, setzte sie fast atemlos nach. »Wieso nicht«, antworte ich interessiert, »wenn's hilft!«

Aber mal ehrlich. Können Sie sich vorstellen, dass Schnecken, mit Kräuterbutter und einem guten Glas Chardonnay serviert, die Zeichen der Alterung auf dem Gesicht zurückdrehen können? Nun, es ist nicht gerade das Weichtier selbst, das dabei hilft, sondern der Schleim, den es absondert. In der asiatischen Beauty-Welt ist die aktuelle Wunder-Essenz »Schneckenschleim« in aller Munde und überall im Einsatz. Bevor Sie sich angewidert abwenden, sollten Sie diese interessanten Informationen lesen – nur für den Fall …

Wenn sich Schnecken bewegen, scheiden sie Schleim aus, der mit Nährstoffen gespickt ist, die der Fachwelt allesamt als »Schönheitsverbesserer« für die Haut bekannt sind: Elastin, Proteine, Kupfer-Peptide, Glykolsäure und Hyaluronsäure. Diese Stoffe schützen vor Schäden, Infektionen, Trockenheit und UV-Strahlen.

Bei Menschen soll der Schneckenschleim vielfältige positive Wirkungen haben. Ihm wird nachgesagt, dass er dunkle Flecken auf der Haut ausbleicht, Narben verringert, Akne bekämpft, Dehnungsstreifen reduziert, trockene Haut reguliert, gegen Verbrennungen wirkt, sogar flache Warzen verschwinden lässt und die Haut hyaluronmäßig glättet. Das Gift, das beispielsweise in der Ozean-Kegelschnecke gefunden wurde, lähmt seine Beute, um die Muskelfasern zu entspannen. Diese Tatsache spielt offensichtlich eine große Rolle bei der Reduzierung von Falten durch Schneckenschleim. Er enthält bis zu 98 Prozent Wasser, hilft bei der Bildung von Kollagen und Elastin, das die Haut vor freien Radikalen schützt. Er stimuliert die Haut, hilft geschädigtes Gewebe zu reparieren und den Feuchtigkeitshaushalt wiederherzustellen.

In Thailand sind »Snail Beauty Spas« groß in Mode, aber auch in Japan und Korea lässt man Schnecken über sein Gesicht kriechen. Aber bitte gehen Sie jetzt nicht in den Garten oder den nahe gelegenen Stadtpark, um Schnecken einzusammeln. Schneckenschleim in Beauty-Behandlungen wird mehrfach gefiltert, um seine Konzentration zu erhöhen und seine Reinheit zu gewährleisten. Und die Schnecken, die über das Gesicht kriechen dürfen, werden speziell gezüchtet.

Die Fachwelt ist sich noch nicht ganz einig über die Wirkung des Schneckenschleims. Wahrscheinlich auch deshalb, da es für viele Menschen keine schöne Vorstellung ist, sich Schnecken über das Gesicht kriechen zu lassen. So begnügt man sich zunächst noch mit der

Bemerkung: »Es gibt vereinzelte Hinweise, dass Proteine im Schneckenschleim Anti-Aging-Vorteile besitzen, und klinische Studien haben ergeben, dass Sonnenschäden eine Verbesserung gezeigt haben. Schneckenschleim wird nicht gegen tiefe Falten helfen, aber er wird die Hautstruktur und die Qualität verbessern.« Na immerhin.

Ich habe es jedenfalls ausprobiert und fand es weder unangenehm noch eklig. Meine Haut war anschließend super zart und weich. Das war garantiert nicht meine letzte Schneckenschleim-Behandlung.

Asiatisches Rapunzel: lange, kräftige Haare

In einigen Teilen dieser Welt bedeutet »zu essen« wörtlich übersetzt »Reis essen«. Reis ist das Grundnahrungsmittel für die Hälfte der Weltbevölkerung. Aber Reis enthält auch wichtige Bestandteile für eine makellose Haut und tolles Haar. Seit Jahrhunderten verwenden asiatische Frauen Reiswasser, um ihr Gesicht, die Haare, ja den ganzen Körper zu verschönen, um darin zu baden oder sich damit zu waschen.

Schätzungsweise 2,8 Millionen Menschen weltweit gehören der ethnischen Minderheit der Yao an. Sie leben vor allem in China, aber auch in Thailand und Vietnam. Eine ganz besondere Gruppe von Yao-Frauen wird im Guinness-Buch der Rekorde erwähnt: die Frauen der Roten Yao aus Huangluo. Huangluo ist ein kleines Dorf in der chinesischen Provinz Sichuan, im Südwesten von China. Im Guinness-Buch der Rekorde wird es für »die langhaarigsten Bewoh-

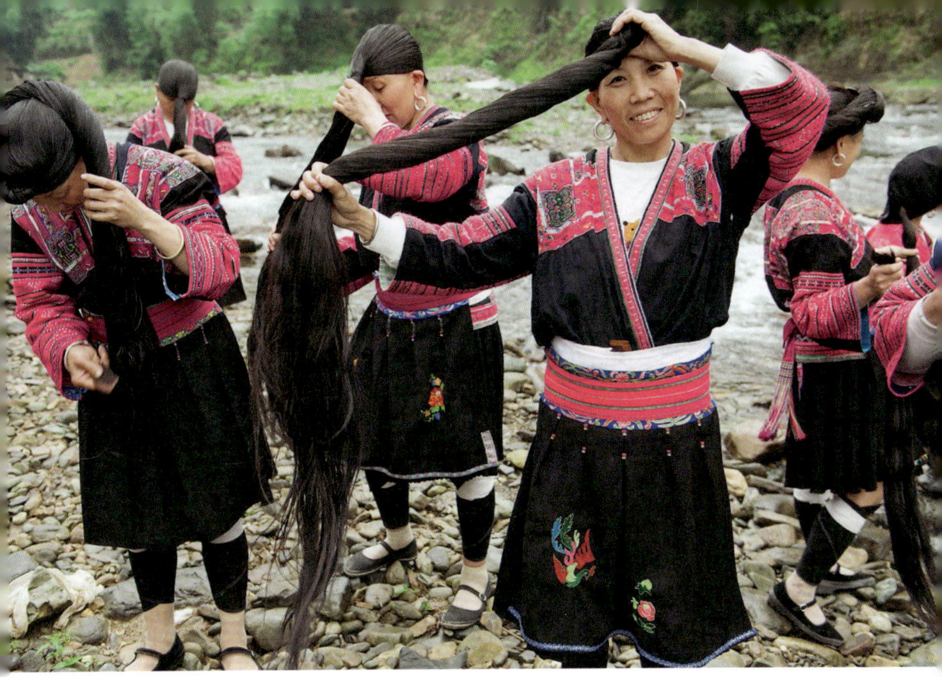

ner« aufgeführt. In Anbetracht der durchschnittlichen Haarlänge von etwa 168 Zentimetern der etwa 120 Frauen in Huangluo ist diese Auszeichnung angemessen. Die längste Haarpracht wird sogar mit 207 Zentimetern angegeben. Die Frauen schneiden ihre Haare nur ein einziges Mal in ihrem Leben, und zwar zwischen 16 und 18 Jahren, bevor sie mit der Suche nach einem Ehemann beginnen.

Das lange Haar symbolisiert langes Leben, Wohlstand, Glück, Ruhm und Reichtum. Je länger das Haar, desto glücklicher wird das Leben. Verschiedene Frisuren stehen außerdem für den Beziehungsstatus der Frauen, die Anzahl der Kinder etc. Bis vor ein paar Jahren durfte außer dem Ehemann und den Kindern niemand die Haarpracht der Yao-Frauen sehen, selbst der Bräutigam durfte die lange Mähne in ihrer ganzen Schönheit erst am Tag der Hochzeit bewundern. Passierte es, das ein anderer Mann die Haare einer Yao-Frau sah, war er gezwungen, als Schwiegersohn für drei Jahre mit der Familie zu leben – eine Tradition, die erst 1987 aufgegeben wurde. Seither können Yao-Frauen ihre pechschwarze, glänzende, lange Haarpracht in der Öffentlichkeit kämmen, waschen und natürlich zur Schau stellen.

Doch was ist das Geheimnis für die wunderschönen, kräftigen Haare der Frauen? Sie waschen ihr Haar in einem nahe gelegenen Fluss und verwenden ein spezielles »Shampoo«: Reiswasser. Dabei handelt es sich um das Waschwasser, in dem der Reis vor dem Kochen gewaschen wird. – Dieses Reiswasser macht übrigens nicht nur schöne Haare, sondern auch eine zarte Haut.

Rezepturhinweis

Diese Rezeptur finden Sie im dritten Teil des Buches:

- Reiswasser für Gesicht und Haare

Das Geheimnis des Reiswassers

Warum macht das Reiswasser die Haare so schön? Dazu möchte ich Ihnen die Vorzüge von Reiswasser etwas näherbringen. Es ist reich an dem B-Vitamin Inositol, das unsere Haare nicht nur vor Schäden schützt, sondern sie auch repariert und gegen Haarausfall hilft. Nach dem Ausspülen der Haare bleibt das Inositol in den Haarzellen erhalten. Es steigert die Elastizität der Haare und verringert die Oberflächenreibung. Mit anderen Worten, es schützt unsere Haare, auch über einen längeren Zeitraum hinweg.

Wenn Sie etwas für das Wachstum der Haare oder gegen Haarausfall tun möchten, sollten Sie inositolhaltige Lebensmittel zu sich nehmen, also Obst und Gemüse, außerdem Nahrungsmittel mit einem nennenswerten Gehalt an Vitamin E, da dies die Wirkung von Inositol noch verstärkt.

Wissenssplitter über unsere Haare

Ich werde sehr oft auf meine Haare angesprochen. Zugegeben, auch in diesem Punkt bin ich etwas eitel. »Natürlich schön« ist meine Devise. Haarspray oder Festiger benutze ich seit gefühlten hundert Jahren nicht mehr. Ich »füttere« meine Haare und die Kopfhaut mit Haarkuren aus Kokosnussöl und mit Vitaminen sowie mit natürlichen Lebensmitteln. Aber das war nicht immer so. Als ich in Dubai lebte, verlor ich fast die Hälfte meiner prächtigen, dicken Mähne. Glücklicherweise blieben mir immer noch kräftige und recht viele Haare, aber trotz besonderer Pflege wurde meine Haarpracht nie wieder so üppig wie vorher.

Die meisten Frauen, die in Dubai leben, haben das gleiche Problem. Der »weibliche Haarverlust« ist eines der größten Beauty-Dramen im Land von Tausendundeiner Nacht. Schuld daran sind wohl das Leitungswasser, die Hitze, die brüllende Sonne etc. Allerdings gibt es noch andere Faktoren, die unsere Haarpracht dünner werden lässt. Unsere Mähne ist klüger, als wir denken. Sie merkt sich alles, und wir bezahlen den Preis dafür: was wir essen, ob wir Medikamente einnehmen oder Hormone schlucken (beispielsweise die Pille). Im Folgenden nenne ich ein paar Dinge, die uns unsere Haare ganz schön übelnehmen können.

Zu viel Fast Food: Unsere Haare versuchen verzweifelt mit uns zu sprechen, wenn sie stumpf werden, abbrechen, ausfallen oder glanzlos sind. »Hallo«, rufen sie, »bitte iss nicht so viel Fast Food!« Sie lachen vielleicht. Aber unsere Haare mögen wirklich kein fertig zubereitetes und in Plastik verpacktes Essen aus dem Supermarkt oder eben Fast Food vom Imbiss. Sie werden glanzlos und dünn. Ohne eine ausgewogene Ernährung fehlen unserem Organismus wichtige Nährstoffe, darunter leiden unsere Haare. Essen Sie daher viel Obst und Gemüse. Wenn Ihre Haare zu langsam wachsen, sollten Sie mehr Proteine, der wichtigste Baustein der Haare, zu sich nehmen. Zwei bis drei Portionen pro Tag aus Fleisch, Geflügel, Eiern, Fisch, Vollkornprodukten (ohne Gluten!) und Nüssen können helfen.

Die Pille: Die Antibabypille kann Auswirkungen auf unsere Haarpracht haben, es feiner, trockener oder glanzloser erscheinen lassen. Das passiert insbesondere, wenn Haare regelmäßig gefärbt werden und zusätzlich die Pille eingenommen wird.

Zu viel Sonne: Ist das Haar trocken und spröde und bricht es leicht, kann zu viel Sonne die Ursache sein. Vor allem Menschen mit blonden oder grauen Haaren und Locken sind hierfür anfällig.

Schilddrüse: Wenn Ihre dicken Locken plötzlich dünner werden, fragen Sie Ihren Arzt, ob Ihre Schilddrüse in Ordnung ist. Unsere Schilddrüse ist sozusagen ein Master-Organ, das unser endokrines System steuert, was sich auf unser Haarwachstum auswirkt. Produziert die Schilddrüse nicht genügend Hormone, kann dies zu einer ausgedünnten Haarpracht führen.

Stress: Wir verlieren täglich bis zu hundert Haare. Aber wenn Sie das Gefühl haben, dass es viel mehr sind, könnte dies an Ihrem Stresslevel liegen. Gott sei Dank ist dieses Problem aber zu beheben. Gönnen Sie sich mehr Ruhe und relaxen Sie häufiger.

Teil 3

Rezepturen und Rezepte

Beauty-Produkte aus der Küche

Meine Schönheitsrezepturen

Hätte ich schon vor 40 Jahren gewusst, wie einfach es ist, Beauty-Produkte selbst herzustellen, hätte ich viel Geld sparen können. Denn die meisten Bestandteile für naturbelassene Kosmetikprodukte sind relativ günstig, zumindest weitaus günstiger als fix und fertige Cremes und Lotionen aus dem Laden. Aber noch viel wichtiger ist: Die selbst hergestellten Produkte sind aus natürlichen Substanzen. Man kann (muss man aber nicht) sie sogar essen.

»Früher war alles anders«, erzählte meine Nachbarin. »Wir hatten nicht viel Geld und wollten aber trotzdem hübsch aussehen. Also haben wir das verwendet, was wir zur Verfügung hatten.« Hier in Malaysia und auch anderswo haben die Menschen schon immer Schönheitsprodukte selbst hergestellt oder verschiedene Tricks verwendet, um schön auszusehen. Auch als es schon Cremes zu kaufen gab, konnte die arme Bevölkerung sich diese Produkte nicht leisten. So wurden diverse Rezepturen von Generation zu Generation weitergegeben und im Laufe der Zeit verfeinert und verbessert. Noch heute nutzen gerade die Damen der älteren Generation diese Rezepturen und geben sie immer noch an ihre Töchter weiter. Der Trend »Do it yourself and be beautiful« wird mittlerweile von der jungen Generation wieder aufgegriffen. In diesem Kapitel habe ich viele Schönheitsrezepturen für Sie zusammengetragen.

Hinweise zu allen Rezepturen

Lesen Sie die folgenden Informationen bitte gut durch, bevor Sie die Rezepturen ausprobieren.

- Vermischen Sie alle angegebenen Bestandteile zu einer gleichmäßigen, glatten Masse/Paste, falls nichts anderes angegeben ist.
- Reinigen Sie Ihr Gesicht bzw. Ihre Haut vor einer Behandlung mit warmem Wasser und entfernen Sie Make-up, damit Sie die besten Ergebnisse erzielen. Benutzen Sie keine Reinigungsprodukte, nur Wasser.
- Waschen Sie frisches Obst vor der Verwendung gründlich ab.
- **Achtung!** Bestimmte Obstsorten und Lebensmittel (insbesondere Blaubeeren, Kurkuma, Avocado und Matcha) können Ihre Lieblingskleidung ruinieren. Ziehen Sie ein altes T-Shirt o. Ä. an, wenn Sie damit hantieren.
- Die Gesichtsmasken können zusätzlich auch auf Hals und Dekolleté aufgetragen werden. Dann sollten Sie die angegebenen Mengenangaben erhöhen.
- Ist in den Rezepturen Honig angegeben, verwenden Sie bitte ausschließlich hochwertige Bio-Qualität. Unsere Haut will schließlich nicht stiefmütterlich behandelt werden. Eine besonders lohnenswerte Wahl ist Manuka-Honig (der aber leider sehr teuer ist). Dafür hat er eine antiseptische Wirkung und verschafft viele Vorteile für unsere Haut.
- Achten Sie beim Kauf der Obstsorten und Lebensmittel grundsätzlich auf Bio-Qualität.
- Tragen Sie die Masken am besten mit einem Pinsel auf Ihre Haut auf, damit Ihre Finger von einer möglichen Verfärbung verschont bleiben.

- Bitte arbeiten Sie im Augenbereich sehr vorsichtig, besonders wenn die Rezeptur Zitronensaft oder andere Bestandteile enthält, die säurehaltig sind. Es könnte beißen und brennen.
- **Wichtig!** Sollten Sie beim Anwenden der Rezepturen eine allergische Reaktion bemerken (Juckreiz, Rötung, Hautausschlag etc.), nehmen Sie die Mischung umgehend und sehr gründlich mit viel Wasser ab und verreiben Sie anschließend ein paar Tropfen Kokosnussöl auf Ihrer Haut. Auch Substanzen aus der Natur können unsere Haut reizen. Am besten testen Sie die Mischung an einer anderen Stelle Ihrer Haut, bevor Sie sie auf Ihr Gesicht geben (z.B. innen am Handgelenk).
- Lassen Sie die Masken zwischen zehn und maximal 30 Minuten auf Ihrer Haut einwirken, wenn in der Rezeptur keine Einwirkzeit angegeben ist.
- Nach der Einwirkzeit nehmen Sie die Masken mit lauwarmem Wasser ab und tupfen Ihre Haut mit einem weichen Tuch trocken.
- Cremen Sie Ihre Haut nach jeder Behandlung mit Kokosnussöl ein. Alternativen: Avocadoöl, Jojobaöl oder Arganöl.
- Bewahren Sie die Mischungen in Glasdöschen auf, bitte verwenden Sie möglichst keine Behältnisse aus Plastik. Darin evtl. enthaltene Giftstoffe könnten durch die Gemische in unsere Haut einziehen!
- Bewahren Sie Reste immer im Kühlschrank auf, wenn bei dem Rezept nichts anderes vermerkt ist.

Dekorative Kosmetik

Früher kniffen (pitschten) sich die Frauen, kurz bevor sie ihren Liebsten trafen, mit Daumen und Zeigefinger mehrfach kräftig in die Wangen, um frisch auszusehen. Schließlich sollte der Angebetete davon überzeugt werden, die Auserwählte sei gesund und munter. Diese Art »Rouge« hielt natürlich nicht lange vor, der frische Teint war schnell wieder verschwunden. Heute benutzen wir Rouge-Puder aus der Dose, der uns einen ganzen Abend lang frisch und rosig aussehen lässt.

Im Mittelalter benutzten die Frauen unter anderem Rote-Bete-Saft und andere essbare Gemische, um sich zu schminken. Rote Bete können Sie auch heute noch einsetzen, allerdings ganz praktisch in Pulverform. Weitere Tipps finden Sie bei den Rezepten.

Alles Natur: Puder und Make-up

Rouge

Tapiokastärke (oder Kartoffelstärke)
Rote-Bete-Pulver
Evtl. Zimt oder Kakaopulver

- Stärke und Rote-Bete-Pulver vermischen, bis der gewünschte Farbton für das Rouge entstanden ist.
- Für einen gedeckteren Ton geben Sie Zimt oder Kakaopulver dazu.

Gesichtspuder

Pfeilwurzelstärke (oder Tapiokastärke)
Zimtpulver oder Kakaopulver oder gemahlene Muskatnuss

- Der Puder besteht aus der Stärke und einem Pulver, das färbt. Welches Pulver Sie verwenden, hängt von Ihrem Hauttyp ab, probieren Sie es aus. Zu heller Haut passt Zimt sehr gut, zu bräunlicher Haut Kakaopulver.
- Fügen Sie zum Basispulver das färbende Pulver nach und nach in kleinen Mengen hinzu, vermischen Sie die Pulver immer gründlich.
- Wiederholen Sie diesen Vorgang so lange, bis Sie Ihren gewünschten Farbton erreicht haben. Falls der Ton doch zu dunkel geworden ist, geben Sie wieder Basispulver hinzu, bis der Farbton wieder stimmt.

Hinweis

Diese Lebensmittel können Sie für Puder und Make-up benutzen: Tapiokastärke (aus der Maniokwurzel), Pfeilwurzelstärke, Kartoffelstärke, sehr fein gemahlene Muskatnuss, Kakaopulver und Zimtpulver. Sie bekommen die Zutaten im Supermarkt, im Bioladen oder im Reformhaus.

Gesichtspuder

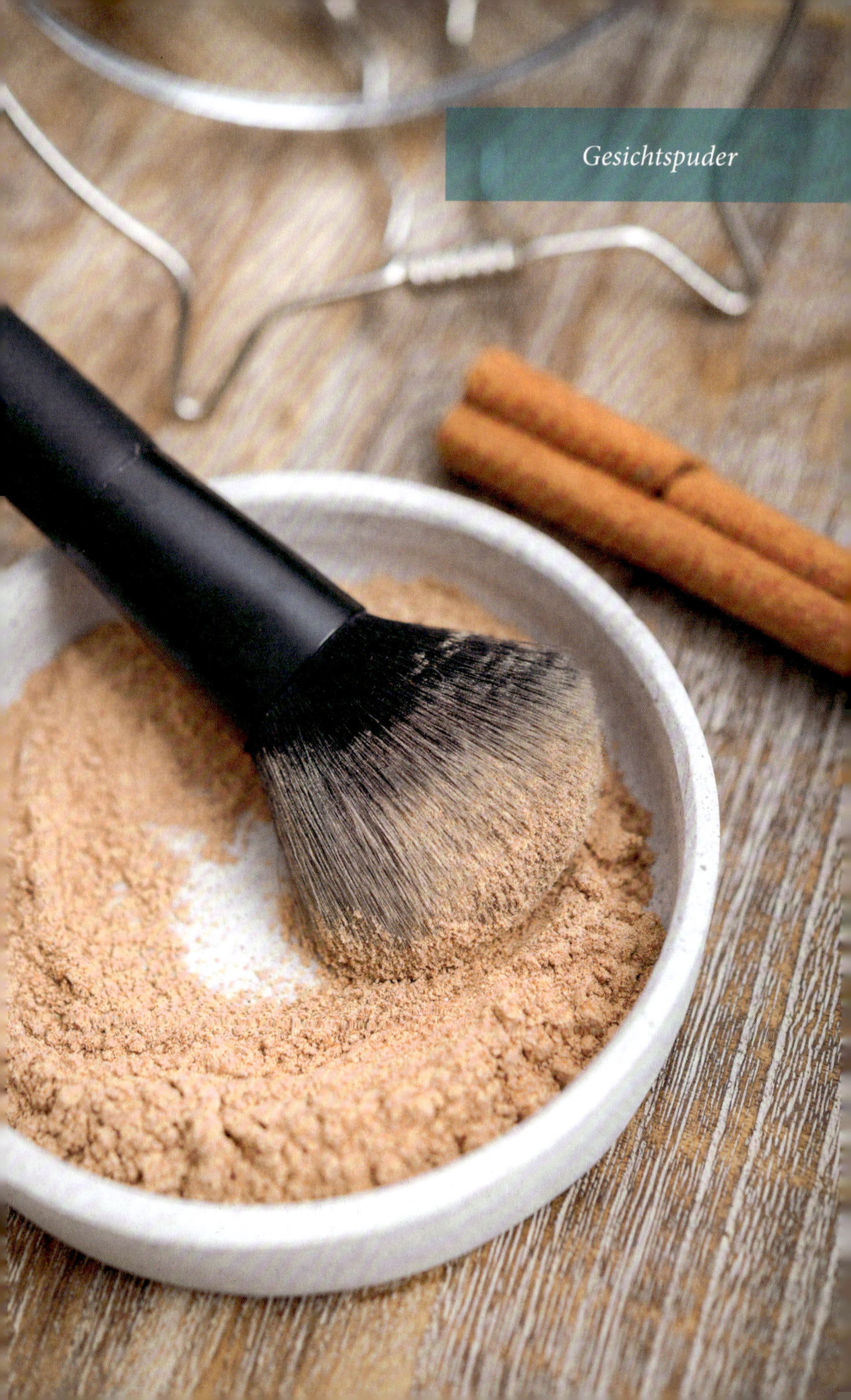

Make-up

2–2½ EL Pfeilwurzelstärke
ca. 1½ TL Kakao- oder Zimtpulver oder gemahlene Muskatnuss
5 Tropfen Mandelöl (oder Kokosnussöl oder Arganöl)
3 Tropfen pflanzliches Glyzerin (Apotheke)

- Vermischen Sie zunächst Pfeilwurzelstärke mit färbendem Pulver, bis der Farbton für Sie passt.
- Dann fügen Sie Öl und Glyzerin hinzu und verrühren alles zu einer cremigen Masse. Hier müssen Sie wieder etwas herumexperimentieren, das heißt die Mengen von Mandelöl und pflanzlichem Glyzerin erhöhen, um die für Sie optimale Farbe und Konsistenz herauszuarbeiten.
- Füllen Sie Ihr persönliches Make-up in einen Glasbehälter.

»Beerige« Lippenstifte (Lipgloss)

Die folgenden Rezepte verleihen Ihnen einen schönen, gesunden und leckeren Kussmund im natürlichen Look. Garantiert ohne Konservierungs- oder chemische Inhaltsstoffe und kussecht.

Beeren-Look

4 Brombeeren
5 Himbeeren
1–2 TL destilliertes Wasser (oder gefiltertes Wasser)
1 TL Kokosnussöl

- Beeren gründlich waschen. Mit Wasser in einem kleinen Topf 4 bis 6 Minuten einköcheln lassen (Achtung: nicht anbrennen lassen). Vom Herd nehmen und etwas abkühlen lassen.
- Alles durch ein feines Metallsieb filtrieren, dabei den Saft auffangen.
- Kokosnussöl unter den Saft rühren und den Lipgloss in ein kleines, verschließbares Gläschen füllen.

Anwendung

Den Lipgloss mit einem Pinsel auf die Lippen auftragen und eintrocknen lassen. Bitte benutzen Sie nicht den Finger (Bakteriengefahr!). Im Kühlschrank kann der »bärige« Lippenstift bis zu einem Monat aufbewahrt werden.

Zubereitung in der Mikrowelle

Brombeeren und Himbeeren für 30 Sekunden (ohne Wasser!) in die Mikrowelle stellen (700 Watt). Durch ein Metallsieb filtrieren, Saft auffangen, Kokosnussöl einrühren, abfüllen.

Varianten

Wer es gerne dunkler mag, kann mehr Brombeeren nehmen (bis zu 6 Stück). Oder tauschen Sie Brombeeren gegen **Blaubeeren** aus. Blaubeeren haben eine intensive Färbekraft, die Lippen werden sehr dunkel. Wer das mag, kann sich freuen.

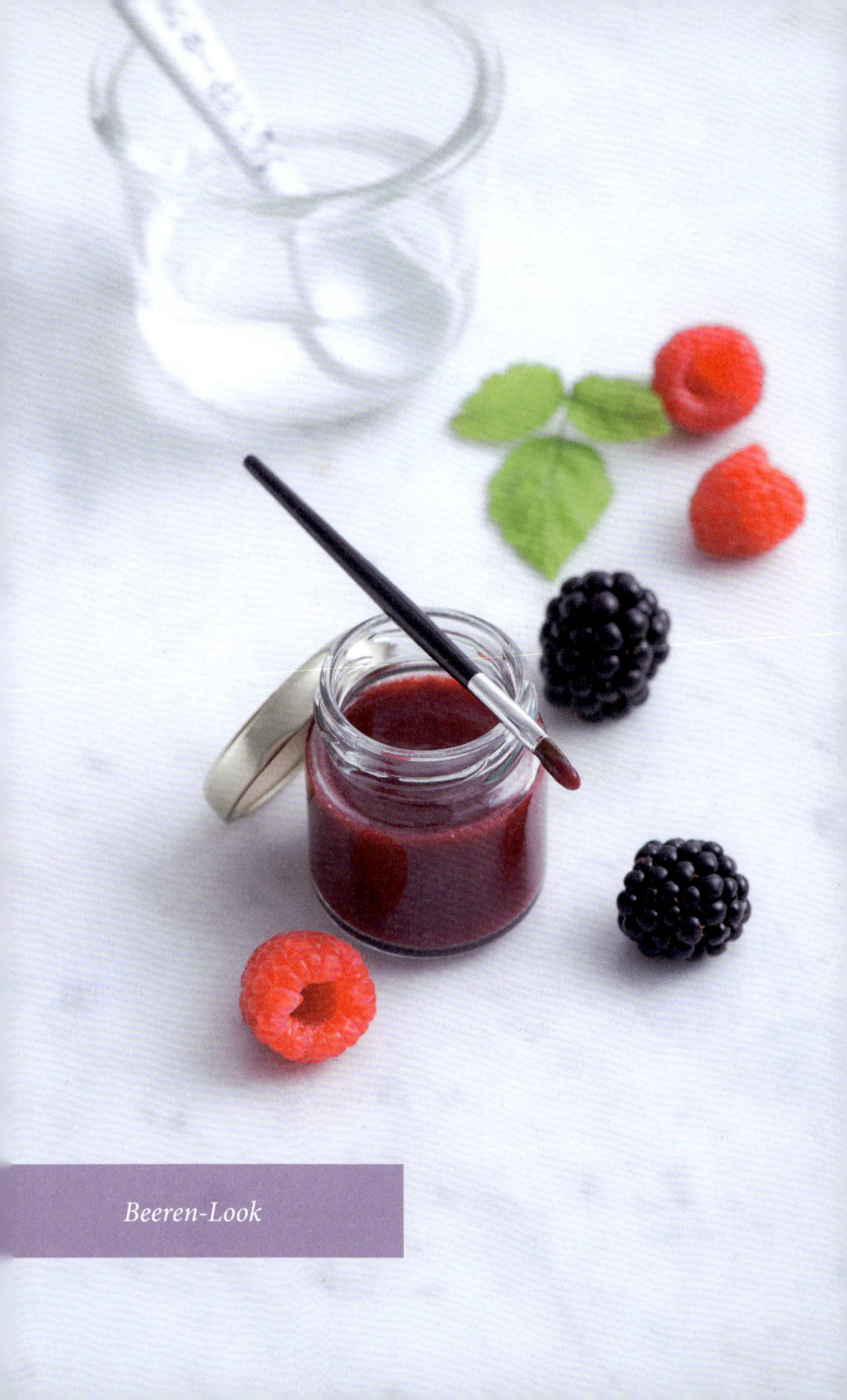

Beeren-Look

Granatapfel-Look

40–50 g Granatapfelkerne
1 TL Kokosnussöl

- Granatapfelkerne auspressen, das geht am besten, wenn Sie die Kerne in eine kleine Glas- oder Porzellanschale geben und mit einem Esslöffel zerquetschen.
- Abseihen, den Saft auffangen, in ein zweites Glasgefäß gießen und Kokosnussöl unterrühren.
- Den Lipgloss in einen kleinen, verschließbaren Glasbehälter füllen.

Rote-Bete-Look

1 kleine rote Bete
Kokosnussöl

- Rote Bete gut waschen und schälen. Dann fein raspeln, durch ein Filtriertuch quetschen und den Saft auffangen.
- Kokosnussöl zum Saft geben und alles gut verrühren.
- Den Lipgloss in einen kleinen, verschließbaren Glasbehälter füllen.

Hinweis

Wenn Sie die Beeren oder die rote Bete nach dem Waschen für 20–30 Minuten in »Natronwasser« legen, verschwinden Bakterien und Co., die Beauty-Produkte halten länger.

Dazu 1 TL reines Natron (Backpulver, Weinstein) in 1 Liter Wasser auflösen und Beeren bzw. Gemüse einlegen. Nach der Einwirkzeit mit klarem Wasser abspülen und wie beschrieben verarbeiten.

Granatapfel-Look

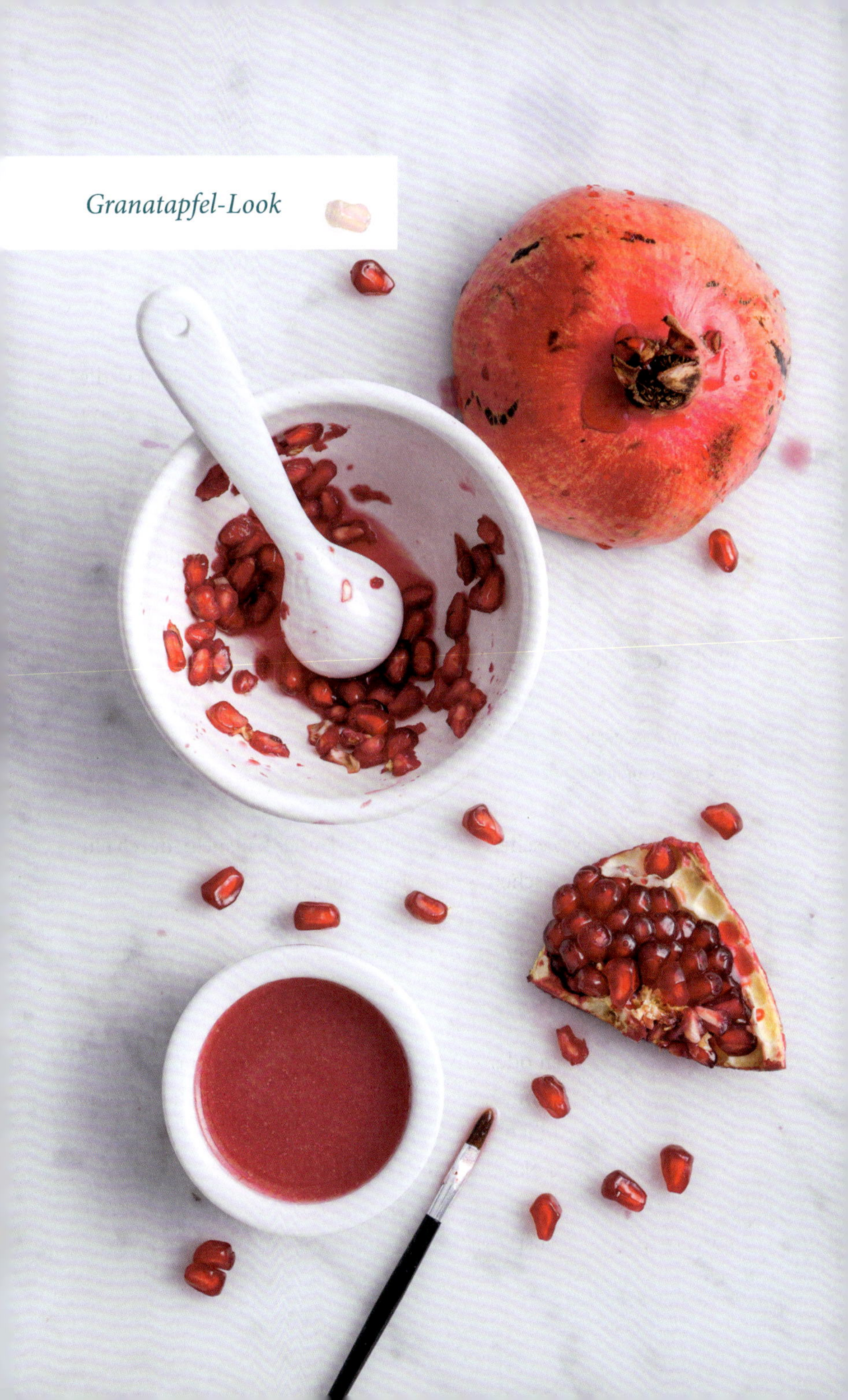

Mit langen Wimpern klimpern

Welche Frau träumt nicht von schönen, langen, dichten Wimpern! Ich auf jeden Fall. In jungen Jahren war das kein Problem, doch später ließ die Pracht zu wünschen übrig. Also ließ ich mir Wimpern ankleben. In Dubai, einem meiner Lebensmittelpunkte, war dies unter der Bezeichnung »Lash-Extension« bereits 2005 groß in Mode. Die Wimpern werden mit einem Spezialkleber an den eigenen Wimpern festgeklebt.

Es sah schön aus und hielt bei mir gut und gerne drei Monate. Ausgefallene Wimpern wurden peu à peu wieder »re-filled«, also wieder eingeklebt. Aber dieser Kleber bewirkte noch etwas, nämlich dass meine eigenen Wimpern ebenfalls peu à peu ausfielen. What the hell …

In Malaysia erzählte mir eine Bekannte, die mit wunderschönen und beneidenswerten Wimpern ausgestattet ist, sie benutze schon seit ewigen Zeiten ein »spezielles Wimpern-Serum«. »Wo kann ich es kaufen?«, fragte ich höchst interessiert. »Nein, brauchst du nicht«, antwortete sie kichernd (hier kichern die Leute viel). »Das kannst du selbst herstellen.« Gesagt, getan! Die Rezeptur für »Schöne, lange und kräftige Wimpern« stelle ich Ihnen hier vor.

Schöne, lange und kräftige Wimpern

1 Ei
1 TL Bio-Vaseline (alternativ Kokosnussöl)

- Das Ei trennen.
- Eiweiß in eine Porzellanschale füllen und mit Bio-Vaseline verrühren.

Anwendung
Tragen Sie die Mischung jeden Abend, bevor Sie ins Bett gehen, mit einem Finger oder einem sauberen Wimpernbürstchen auf Ihre Wimpern auf. Gehen Sie dabei behutsam vor und cremen Sie die Wimpern von unten und oben vorsichtig ein, wie mit Wimperntusche. Reinigen Sie die Wimpern am nächsten Morgen vorsichtig mit einem feuchten Wattepad. Anschließend können Sie sie wie gewohnt tuschen.

Hinweis
Wenn Sie mögen, reichern Sie die Mischung mit Vitamin E an: Eine Kapsel Vitamin E einfach aufstechen und den Inhalt sorgfältig einrühren.

Wichtig!
Verwenden Sie Bio-Vaseline aus pflanzlichen Ölen und Wachsen, ohne Erdöl! Herkömmliche Vaseline kann krebserregende Stoffe enthalten. So warnt die Stiftung Warentest vor diesen Produkten: Weiße Vaseline von Abtei, Vaseline von Balea und Isana.

Schönheit von innen

Verjüngender Kurkuma-Drink für das Gehirn

Mit diesem Power-Drink bringen Sie Ihr Gehirn in Fahrt.

1 TL Kurkuma
1 TL Kokosnussöl
1–2 TL Kokosnussblütenzucker
2 EL gemahlene Hanfsamen
½ TL Zimt
je eine Prise schwarzer Pfeffer, Muskatnuss, Anis
250 ml Mandelmilch (alternativ Haselnuss- oder Cashewmilch)

- Die Milch erhitzen (nicht zu heiß werden lassen!) und alle Zutaten hinzugeben. Gut verrühren, bis sich alles aufgelöst hat.
- In ein Glas füllen und genießen!

Kurkuma-Entgiftungs- und Verjüngungsdrink

½ TL Kurkuma
120 ml Wasser
1 EL Kokosnussöl
etwas schwarzer Pfeffer aus der Mühle

- Kurkuma mit Wasser ansetzen und aufkochen lassen. Den Herd ausschalten und die Mischung 10 Minuten ziehen lassen.
- Anschließend Kokosnussöl und Pfeffer unterrühren.

Hinweis

Kurkumin löst sich in Öl besser auf. Der schwarze Pfeffer intensiviert die Wirkung des Kurkumins. Zudem verstärkt das Piperin, ein Hauptbestandteil des schwarzen Pfeffers, die Bioverfügbarkeit des Kurkumins um das 20-fache.

Vorbeugung mit Kurkuma

Ist eine Erkältung im Anmarsch, kann dieser Drink zusätzlich mit geraspeltem Ingwer und Knoblauch angereichert werden. Um den Genuss zu erhöhen, rühren Sie etwas Kokosnussblütenzucker hinzu.

Gepflegte Zähne und Lippen

Chemiefrei strahlend weiße Zähne und ein gesundes Zahnfleisch mit Kokosnussöl und Kurkuma: Stellen Sie Ihre eigene »Zahncreme« her. Hier finden Sie verschiedene Rezepturen, probieren Sie aus, welche Ihnen davon besser schmeckt. Achten Sie bei den Zutaten darauf, naturbelassene bzw. Bio-Produkte zu verwenden.

Achtung: Kurkuma kann dritte Zähne und Kunststoff oder Kronen verfärben!

Zähneputzen mit Kokosnuss und Kurkuma

Kokos-Kurkuma-Zahnpasta

1 EL Kokosnussöl
1 TL Kurkuma

- Alle Bestandteile zu einer Paste verrühren und in einem verschließbaren Glasbehälter aufbewahren.
- Mit einer Zahnbürste wie gewohnt die Zähne putzen.

Zimt-Zahnpasta

3 TL Kokosnussöl
3 TL Natron
¼ TL Kurkuma
¼ TL Zimt
10–12 Tropfen Lavendelöl

- Alle Bestandteile zu einer Paste verrühren und in einem verschließbaren Glasbehälter aufbewahren.
- Mit einer Zahnbürste wie gewohnt die Zähne putzen.

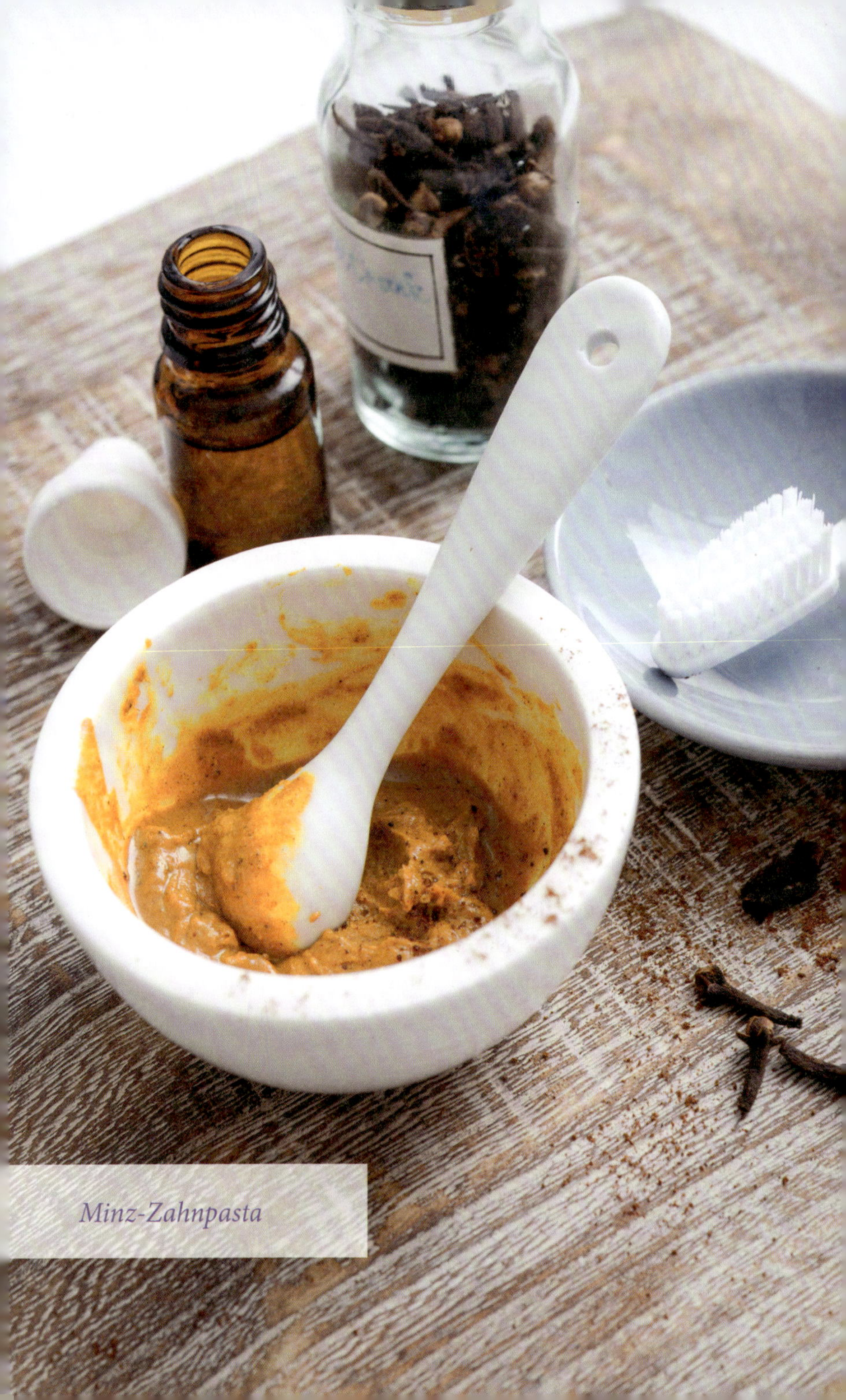

Minz-Zahnpasta

Minz-Zahnpasta

1 EL Kokosnussöl
1 TL Kurkuma
1 Msp. Nelkenpulver
1 Msp. Natron
1–2 Tropfen Pfefferminzöl

- Alle Bestandteile zu einer Paste verrühren und in einem verschließbaren Glasbehälter aufbewahren.
- Mit einer Zahnbürste wie gewohnt die Zähne putzen.

Peeling mit Volumeneffekt für vollere Lippen

Für schöne, volle und trotzdem weiche Lippen sorgen Kokosnussöl, Zimt und Honig.

1 EL Kokosnussblütenzucker oder brauner Bio-Zucker
1 TL Kokosnussöl
1 EL Honig
1 TL Zimt

- Mischen Sie alle Bestandteile in einem Glas- oder Porzellangefäß gut durch.
- Füllen Sie die Mischung in einen verschließbaren Glasbehälter und bewahren Sie das Peeling im Kühlschrank auf. Es ist mindestens 6 Monate haltbar.

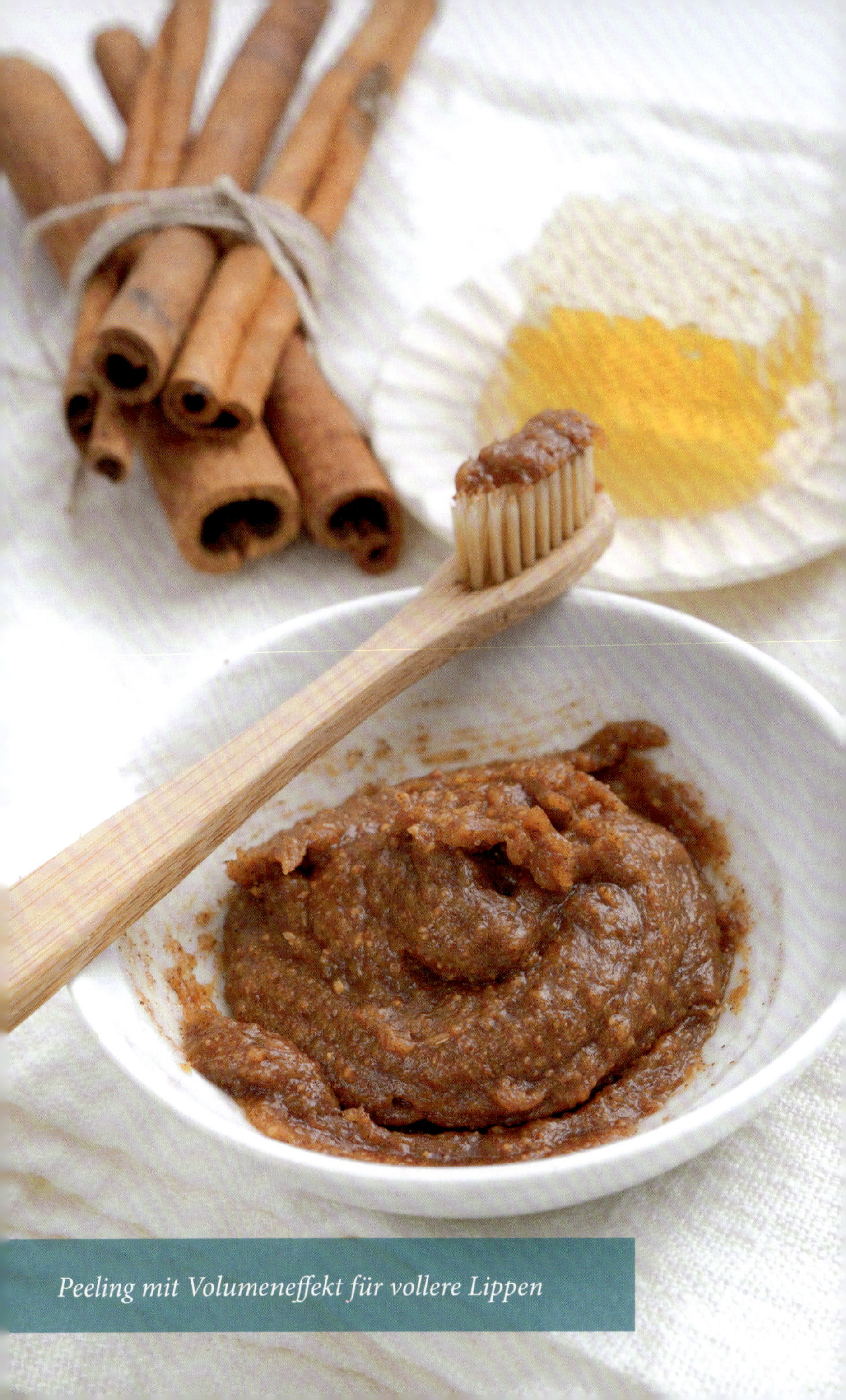

Peeling mit Volumeneffekt für vollere Lippen

Anwendung
Arbeiten Sie die Mischung mit einer weichen Zahnbürste in kreisrunden Bewegungen vorsichtig in Ihre Lippen ein. Abspülen ist nicht unbedingt notwendig. Dieses Lippen-Peeling schmeckt einfach köstlich und ist besonders geeignet bei trockenen und rissigen Lippen!

Gesichtspflege

Gesichtswässer zum Reinigen und Tonisieren

Kokosnusswasser-Reinigungslotion

1 TL Natron (oder Backpulver)
50 ml frisches Kokosnusswasser

- Natron gründlich mit dem Kokosnusswasser vermischen, bis es vollständig aufgelöst ist.
- Auf Gesicht, Hals und Dekolleté auftragen.
- 20 bis 30 Minuten einwirken lassen.
- Anschließend mit einem feuchten Gesichtstuch abwaschen und ein paar Tropfen Kokosnussöl auf der Haut verteilen.

Hinweis
Das restliche Kokosnusswasser können Sie trinken. Bewahren sie es aber bitte nicht länger als maximal 3 Tage im Kühlschrank auf. Sobald es säuerlich schmeckt, entsorgen Sie es.

Reiswasser für Gesicht und Haare

2–3 EL Reis (weißer Reis, Jasmin-, Basmati- oder Sushi-Reis)
2 Tassen Wasser (gefiltertes, destilliertes oder stilles Wasser aus der Flasche oder Leitung)

- Geben Sie den Reis zusammen mit dem Wasser in einen kleinen Topf. Bringen Sie das Ganze zum Kochen und lassen Sie den Reis 20 bis 30 Minuten köcheln, bis das Wasser milchig weiß geworden ist.
- Nun gießen Sie den Reis ab, fangen das Wasser auf.
- Lassen Sie das Reiswasser abkühlen und füllen Sie es anschließend in einen verschließbaren Glasbehälter.
- Stellen Sie es zur Aufbewahrung in den Kühlschrank, es hält bis zu 4 Tage!

Anwendung auf der Haut

Reiswasser kann als Reinigungslotion oder Schönheitsbalsam für die Haut verwendet werden. Tränken Sie ein Wattepad mit Reiswasser, tragen Sie es morgens und abends auf Ihre Haut auf und lassen Sie es einziehen. Abwaschen ist nicht nötig.

Anwendung als Haarspülung

Spülen Sie nach dem Waschen Ihre Haare mit Reiswasser (ähnlich wie eine Spülung benutzen). Nicht auswaschen! Für lange Haare verdoppeln Sie die Mengenangaben in der Rezeptur.

Hinweis

Reiswasser hilft Akne, Rötungen, Entzündungen und Ekzeme zu beruhigen. Es reduziert Poren, glättet die Haut und lässt sie strahlen. Im

Reiswasser für Gesicht und Haare

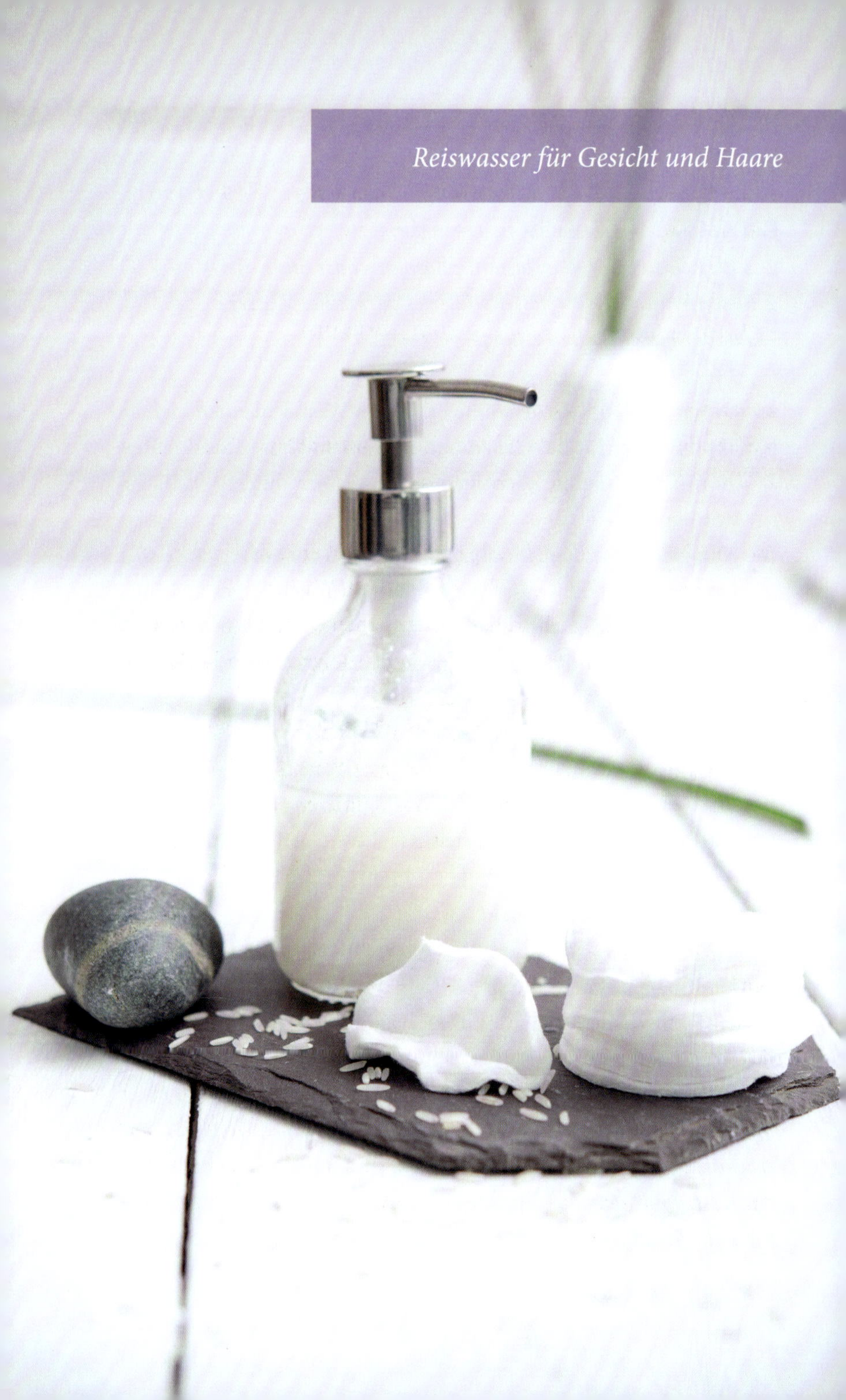

Laufe der Zeit sollen Pigmentierungen oder dunkle Flecken verringert werden.

Entgiftendes Apfelessig-Gesichtstonikum

1 EL Apfelessig (Bio-Ware)
6 EL gefiltertes Wasser (destilliertes Wasser wäre optimal)
2 TL rosafarbenes Himalayasalz

- Mischen Sie den Apfelessig in einem sauberen Glas oder einer kleinen verschließbaren Flasche mit dem Wasser.
- Fügen Sie anschließend das fein gemahlene Himalayasalz hinzu und schütteln (oder rühren) Sie alles so lange, bis die Salzkristalle komplett aufgelöst sind.
- Falls Sie unter besonders öliger Haut leiden, können Sie den Anteil an Apfelessig erhöhen, z. B. 40:60 Wasser und Apfelessig. Hier können Sie ein wenig experimentieren, um die für Ihre Haut beste Mischung herzustellen.

Anwendung
Feuchten Sie ein Wattepad mit dem Gesichtstonikum an und reinigen Sie damit Ihr Gesicht. Sie können diesen Vorgang mehrmals wiederholen, beispielsweise bei sehr öligen Problemzonen. Lassen Sie das Tonikum ein paar Minuten auf der Haut eintrocknen. Anschließend waschen Sie es mit lauwarmem Wasser (ich nehme dazu einen Waschlappen) kurz ab, tupfen die Haut mit einem Handtuch leicht trocken und verteilen etwas Kokosnussöl darauf. Besonders angenehm ist es, wenn das Gesicht beim Auftragen des Kokosnussöls noch leicht feucht ist.

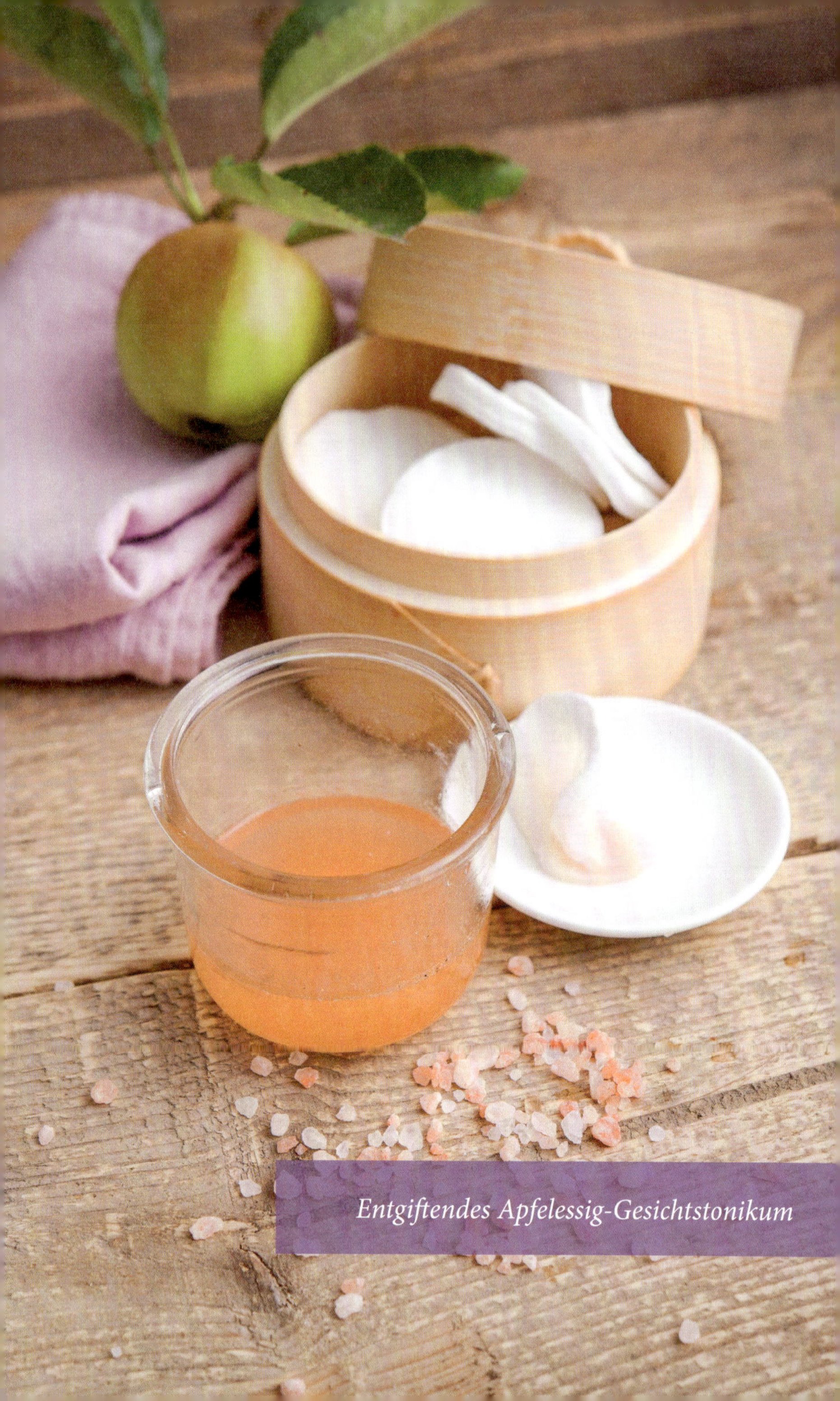

Entgiftendes Apfelessig-Gesichtstonikum

Diese Art der Reinigung können Sie morgens direkt nach dem Aufstehen und abends vor dem Schlafengehen anwenden.

Alternative

Wenn Ihnen der Geruch nichts ausmacht, können Sie das Gesichtstonikum auch auf der Haut eintrocknen lassen und anschließend Kokosnussöl auftragen. Probieren Sie einfach aus, was Ihnen persönlich angenehm ist.

Hinweis

Bitte geben Sie keine Duftstoffe hinzu, um den Geruch zu übertünchen. Die natürliche Wirkung kann dadurch eingeschränkt werden, und es können allergische Reaktionen entstehen.

Feuchtigkeitsspendendes, faltenreduzierendes, belebendes Hauttonikum

2 TL Tamarindenmark
120 ml Wasser
2 TL Matcha-Tee-Pulver

- Bringen Sie das Tamarindenmark mit dem Wasser in einem Topf zum Kochen. Drehen Sie die Temperatur herunter und lassen Sie die Mischung 10 Minuten sieden.
- Nun schalten Sie die Temperatur aus, rühren das Matcha-Tee-Pulver ein und lassen alles nochmals 5 Minuten ziehen.
- Vor der Anwendung abkühlen lassen. In einen verschließbaren Glasbehälter füllen und im Kühlschrank aufbewahren.
- Verbrauchen Sie das Tonikum innerhalb von 3 bis 5 Tagen.

Feuchtigkeitsspendendes, faltenreduzierendes, belebendes Hauttonikum

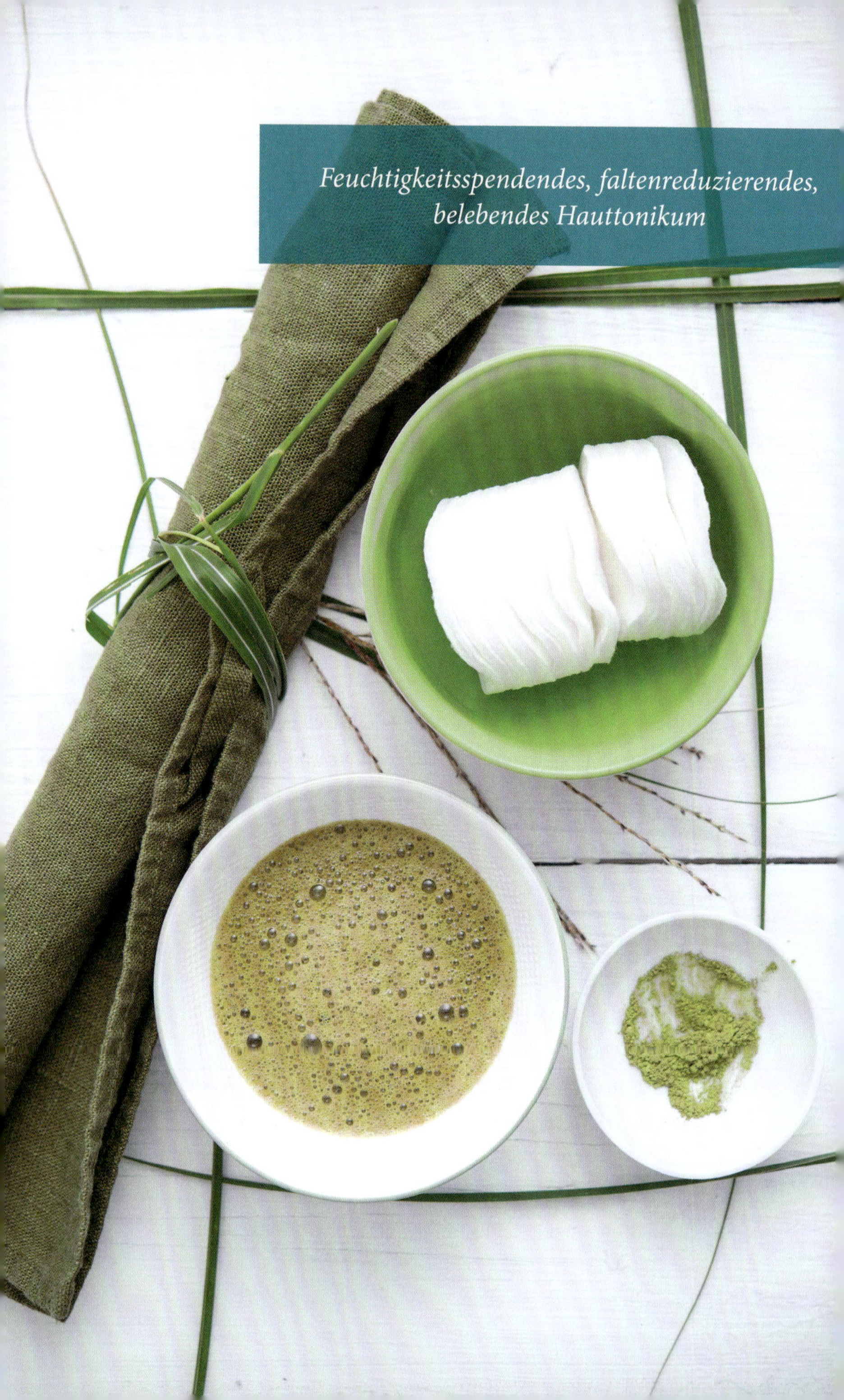

Anwendung
Tauchen Sie ein Wattepad in das Tonikum und verteilen Sie das Tonikum auf Ihrer Haut. Lassen Sie es 20 bis 25 Minuten einziehen. Anschließend mit lauwarmem Wasser abnehmen.

Granatapfel-Hauttonikum

1 Vitamin-E-Kapsel
2 EL frisch gepresster Granatapfel-Saft

- Schneiden oder stechen Sie die Vitamin-Kapsel auf und vermischen Sie das Vitamin E mit dem Saft.

Anwendung
Verteilen Sie das Gemisch großzügig auf Ihrer Haut. Achtung: Augenbereich bitte aussparen! Lassen Sie das Tonikum 20 bis 25 Minuten einwirken und waschen Sie es anschließend mit einem leicht feuchten Tuch ab.

Natürlicher AHA-Säuren-Effekt für eine makellose Haut

1½ TL Tamarindenmark
1 TL Himalayasalz
50 ml destilliertes Wasser (oder stilles Wasser aus der Flasche)
1 EL Kokosnussöl (bei trockener Haut) oder Schafsjoghurt (bei fettiger Haut)

- Mischen Sie in einer Porzellanschale das Tamarindenmark mit dem Salz, bis sich die Salzkristalle komplett aufgelöst haben.
- Geben Sie nun das Wasser hinzu und verrühren alles.
- Nun geben Sie entweder Kokosnussöl (bei trockener Haut) oder Joghurt (bei fettiger Haut) hinzu und rühren alles glatt.
- Passieren Sie das Gemisch durch ein feinporiges Sieb. Fertig.

Anwendung

Tragen Sie das Konzentrat mit den Fingern gleichmäßig auf Ihr Gesicht auf und massieren es in kreisenden Bewegungen 6 bis 7 Minuten lang sanft in Ihre Haut ein. Anschließend mit eiskaltem Wasser gründlich abspülen.

Hinweis

Tamarinde ist eine wunderbare natürliche Quelle von Alpha-Hydroxy-Säuren (AHA-Säuren). Diese Bestandteile besitzen das Potenzial, tiefliegende Verunreinigungen der Haut sowie verstopfte Poren zu lösen.

Sie können Tamarindenmark in gut sortierten Supermärkten oder in Asia-Läden kaufen. Manchmal wird es auch unter der Bezeichnung Tamarindenpaste oder Tamarindenkonzentrat angeboten. Oder Sie stellen das Mark selbst her. Eine Anleitung finden Sie auf Seite 205.

Gesichtscremes

Anti-Falten-Creme mit Vitamin C

1 TL Tetrahexyldecyl Ascorbat (flüssiges Vitamin C)
5 TL destilliertes Wasser
3 TL Mandelöl
½ TL kaltgepresstes Kokosnussöl
3 Tropfen ätherisches Lavendelöl
2 EL Bienenwachs
½ TL Vitamin-E-Öl
1 EL Sheabutter
4 Tropfen Geranienöl (optional)

- Geben Sie alle Bestandteile in eine hitzebeständige Glas- oder Porzellanschale.
- Füllen Sie so viel Wasser in einen Kochtopf, dass die Schale sicher darin stehen kann. Das Wasser darf nicht in die Öle laufen!
- Stellen Sie die gefüllte Schale in den Topf und erhitzen Sie das Wasser auf 62 bis maximal 65 °C. Benutzen Sie zur Kontrolle ein Küchenthermometer.
- Sobald das Bienenwachs zu schmelzen beginnt, verrühren Sie alle Bestandteile mit einem Holzlöffel (!), bis alles geschmolzen und eine homogene Masse entstanden ist.
- Füllen Sie die Creme in einen verschließbaren, dunklen Glasbehälter.
- Bei Raumtemperatur abkühlen lassen und im Kühlschrank aufbewahren. Die Creme hält sich etwa 3 Wochen.

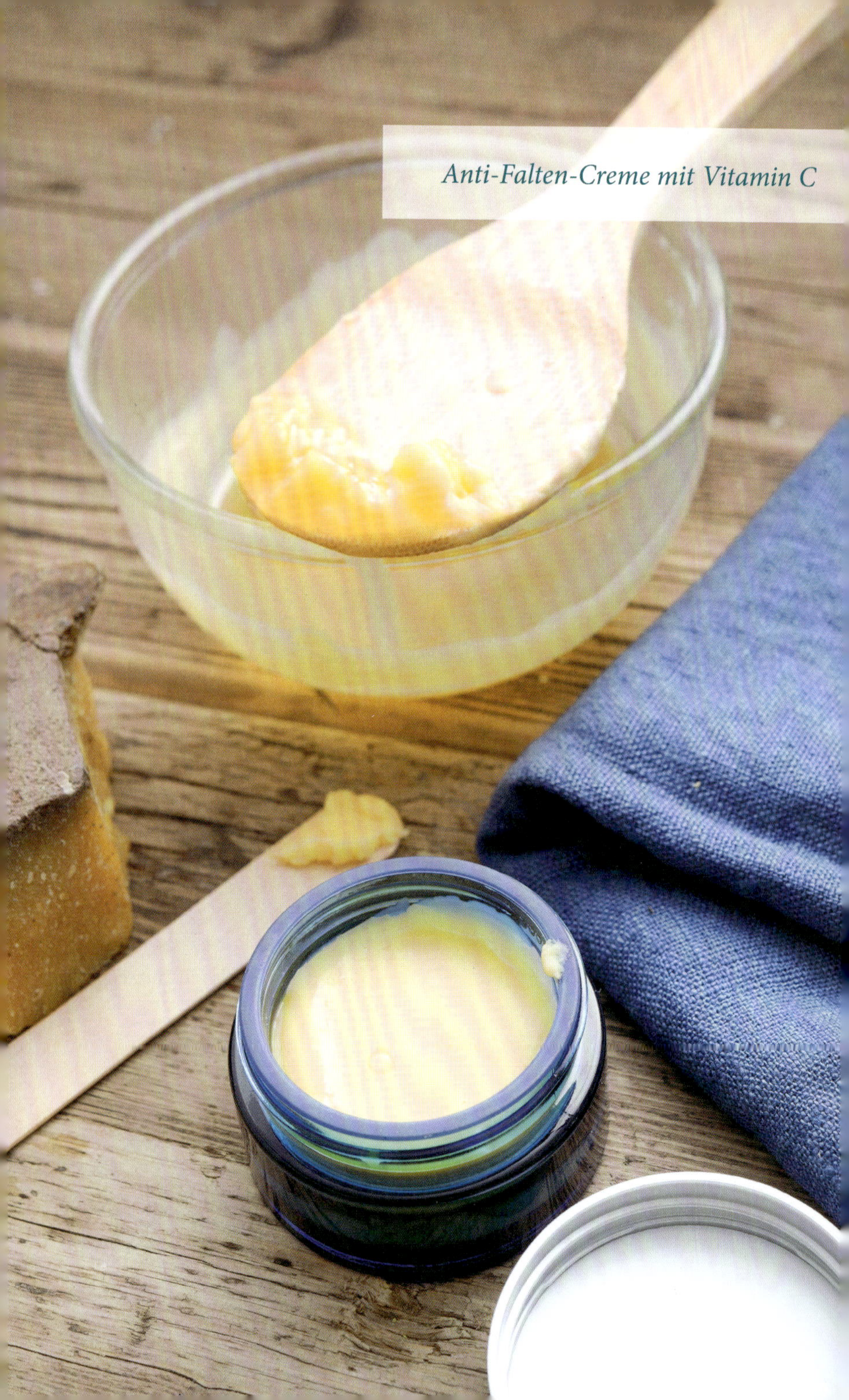

Anti-Falten-Creme mit Vitamin C

Hinweis

Eine Alternative zu Tetrahexyldecyl Ascorbat (wenn Sie es in Deutschland nicht bekommen sollten) wäre Ascorbyl Tetraisopalmitat, öllösliches Vitamin C.

Anwendung

Entnehmen Sie die Creme bitte nur mit einem Kosmetikspatel damit keine Bakterien hineingelangen können. Bevor Sie die Creme zum ersten Mal anwenden, testen Sie eine kleine Menge auf dem Handrücken, da manche Menschen empfindlich auf Ascorbinsäure (Vitamin C) reagieren.

Variante

Um die Wirkung zu verbessern, können Sie dieser Rezeptur zusätzlich noch 3 bis 4 Tropfen Geranienöl hinzufügen. Geranienöl wirkt Hautproblemen entgegen und reduziert Vernarbungen. Es begünstigt die Regenerierung der Hautzellen, wirkt antientzündlich, antiseptisch und adstringierend.

Hinweis

Bitte verwenden Sie tatsächlich destilliertes Wasser, nicht einfach gefiltertes oder pures Leitungswasser. Der hohe Sauerstoffgehalt im Leitungswasser spaltet die Inhaltsstoffe schneller auf.

Vitamin-C-Serum für die Gesichtshaut

½ TL Tetrahexyldecyl Ascorbat (flüssiges Vitamin C)
1 EL destilliertes Wasser
2 EL pflanzliches oder Bio-Glyzerin

- Vermischen Sie sorgfältig das Tetrahexyldecyl Ascorbat mit dem destillierten Wasser und dem Glyzerin.
- Füllen Sie die Mischung in eine Braunglasflasche mit Zerstäuber und verschließen Sie diese.
- Im Kühlschrank hält das Serum etwa einen Monat.

Wichtig!

Füllen Sie das Serum unbedingt in eine braune Glasflasche und stellen Sie es in den Kühlschrank, um die Wirksamkeit zu erhalten. Denn Licht zerstört Vitamin C, es oxidiert schneller. Nach maximal 4 Monaten sollte das Produkt keinesfalls mehr verwendet werden!

Braunglasflaschen mit Zerstäuber gibt es im Internet, im Fachhandel für Kosmetikverpackung etc. Reines Vitamin C (Tetrahexyldecyl Ascorbat) bekommen Sie in der Apotheke oder im Fachhandel.

Gesichtsmasken

Bedak-Sejuk-Pastillen (Cold Powder)

500 Gramm geschälter weißer Reis (oder weniger)

Schritt 1

Reis gut waschen, bis das Wasser glasklar ist. Dann geben Sie den gewaschenen Reis in einen Behälter. Füllen Sie normales Leitungswasser dazu, bis er gut bedeckt ist. Das Wasser sollte regelmäßig, alle zwei Tage, abgegossen und frisches Wasser hinzugefügt werden (ohne von der Reismenge einzubüßen), um den üblen Geruch zu lindern, der während des Zersetzungsvorgangs der Reiskörner entsteht.

Sie können den Reis auch etwa drei Monate einfach stehen lassen, aber dann beginnt er fürchterlich zu stinken!

Die Qualität des Endprodukts hängt größtenteils davon ab, wie lange die Reismischung aufbewahrt wird, bevor sie letztendlich in die Weiterverarbeitung geht. Drei bis sechs Monate waren traditionell ein normaler Zeitraum für den Zersetzungsvorgang. Mindestens drei Monate Zeit sollten auch Sie sich geben.

Wenn die einzelnen Reiskörner so weit zersetzt sind, dass die Masse beim Umrühren einheitlich cremig ist, wird es Zeit für den zweiten Schritt.

Schritt 2

Das Wasser wird ein letztes Mal abgegossen (ohne Verlust der fermentierten Reismasse), und neues Wasser wird hinzugegeben. Alles gut verrühren, bis eine weich-cremige, homogene Masse entstanden ist (ähnlich wie Sahne).

Diese Masse wird nun durch ein Passiertuch gequetscht, und das abfließende Wasser wird in einem Eimer aufgefangen. Dieser Prozess kann noch einmal wiederholt werden, nachdem die Masse erneut mit Wasser cremig gerührt wurde.

Das aufgefangene Wasser kann übrigens als Pflanzendünger verwendet werden. Ebenso die Reste, die im Passiertuch verbleiben.

Schritt 3

Der Eimer mit dem aufgefangenen milchigen Wasser bleibt stehen, bis sich das milchige Sediment am Eimerboden abgesetzt hat und das Wasser darüber ganz klar ist. Dieser Vorgang kann 3 bis 5 Tage dauern. Das Wasser wird dann vorsichtig so weit wie möglich abgegossen, ohne von der Sedimentmasse einzubüßen. Anschließend füllt man wieder Wasser dazu, wartet, bis sich das Sediment am Boden

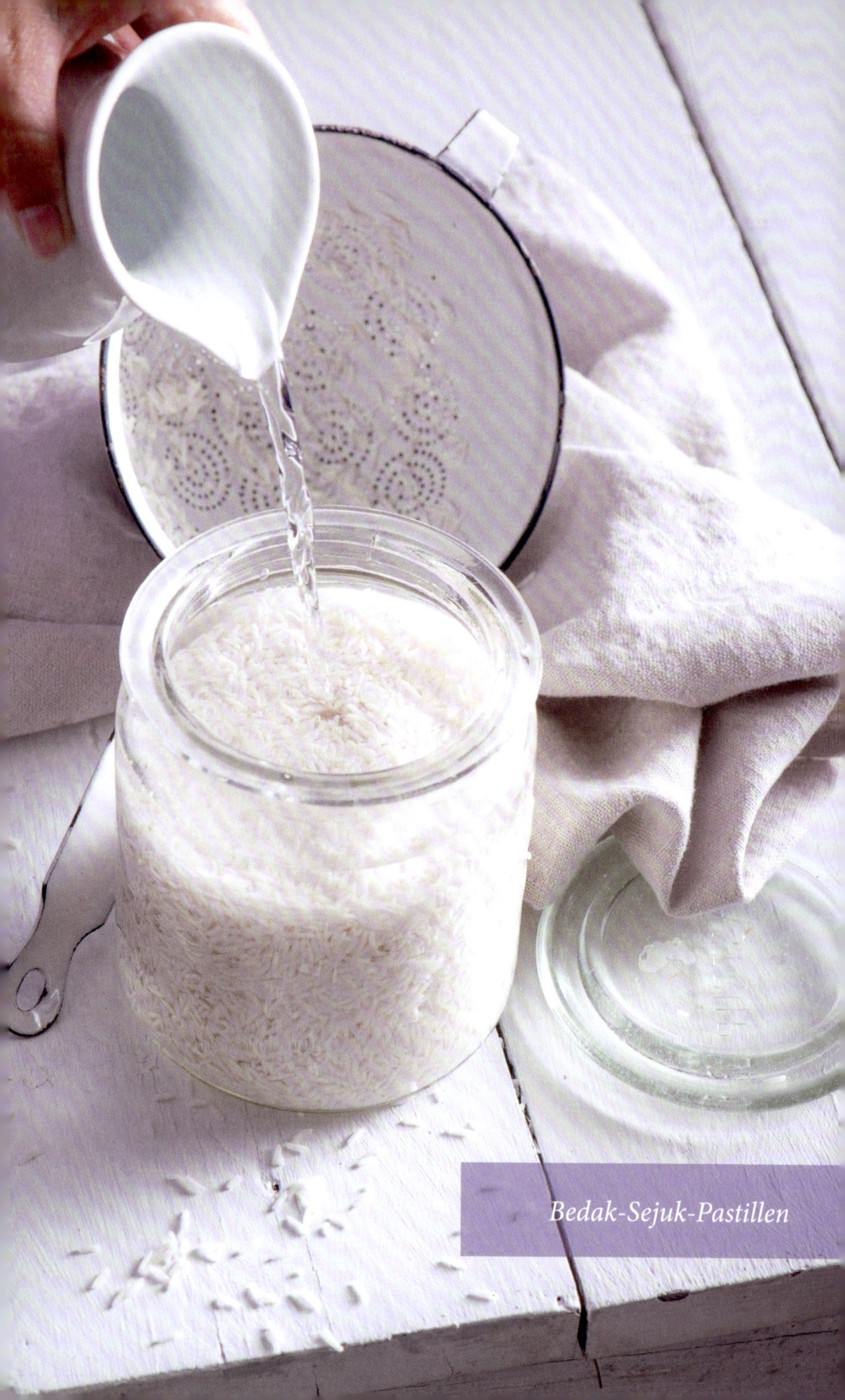

Bedak-Sejuk-Pastillen

sammelt, und gießt ab. Dies dient in erster Linie dazu, den üblen Geruch loszuwerden, der auch das Sediment charakterisiert.

Schritt 4

Wenn das Wasser kaum noch riecht – das dauert etwa drei Wochen –, wird es ein letztes Mal vorsichtig abgegossen; zurück bleibt die Sedimentschicht und eine sehr dünne Schicht Wasser. Sediment und Wasser werden zu einem cremigen Brei vermischt. Diese Mischung wird mit einem kleinen Löffel auf Back- oder Pergamentpapier gesetzt oder dünn auf das Papier aufgestrichen. Sie können die Masse auch in eine Spritztülle geben (kleinsten Spritzaufsatz verwenden) und als Kügelchen auf das Papier spritzen.

Nun muss die Masse sehr gut durchtrocknen, am besten in der Sonne. Im Backofen geht es auch: Lassen Sie bei leicht geöffneter Backofentür das Backofenlicht an. Der Vorgang kann bis zu zwei Wochen dauern. Die weißen Bedak-Sejuk-Kügelchen müssen komplett trocken sein und sich (ähnlich wie Baiser) zerbröseln lassen.

Ist das Bedak Sejuk fertig, werden die Pastillen luftdicht und trocken in einem Behälter aufbewahrt, bis zur jeweiligen Anwendung. Dort können sie übrigens 20 Jahre und länger lagern.

Anwendung

Eine kleine Menge (etwa ½ bis 1 Teelöffel) Bedak Sejuk auf die Handfläche geben, Wasser dazu tropfen lassen und so lange vermischen (eventuell wieder mit etwas Wasser benetzen), bis eine gleichmäßige Paste entstanden ist. Diese Paste dünn auf Gesicht, Hals und Dekolleté verteilen und eintrocknen lassen – solange Sie mögen, können, wollen. Die Paste kann auch auf Arme, Beine, Bauch und Po aufgetragen werden.

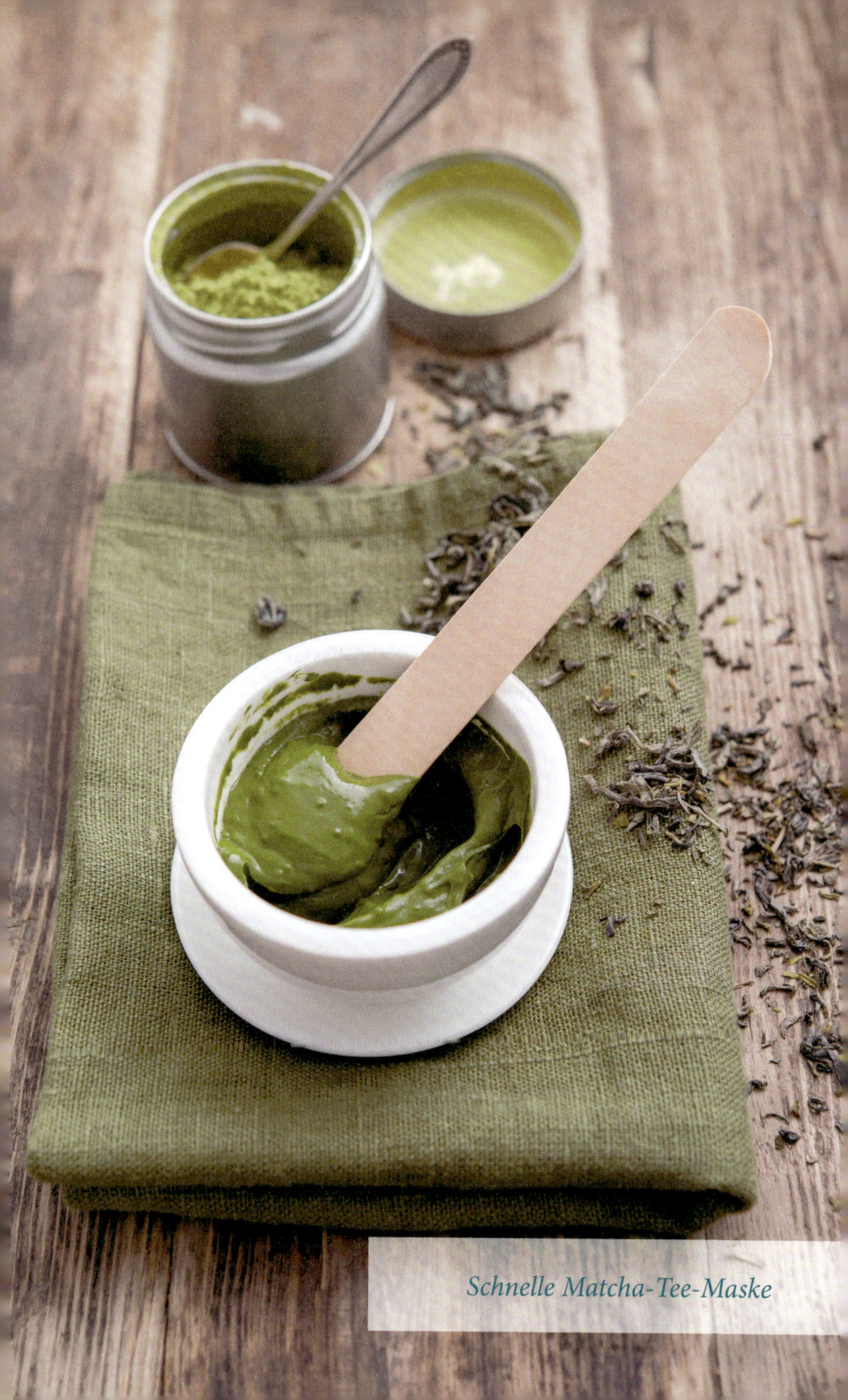

Schnelle Matcha-Tee-Maske

Hinweis

Ganz nach dem Motto »keine Zeit, keine Zeit, keine Zeit« wird Bedak Sejuk heutzutage nicht mehr ganz so streng nach traditioneller Art hergestellt. Das beeinflusst leider die Qualität und Konsistenz des Endprodukts. Traditionell zubereitetes Bedak Sejuk ist extrem fein, weich und sehr gut verträglich. Egal für welchen Hauttyp.

Schnelle Matcha-Tee-Maske

1 EL Matcha-Tee-Pulver
Wasser

- Matcha-Tee mit so viel bzw. so wenig Wasser mischen, bis eine dicke, aber streichfähige Paste entstanden ist.

Anwendung
Die Paste auf die Haut geben und so lange darauflassen, bis sie vollkommen eingetrocknet ist, jedoch nicht länger als 30 Minuten. Anschließend mit viel lauwarmem Wasser abwaschen.

Hinweis

Sollte Ihre Haut einen leichten Grünschimmer angenommen haben, benutzen Sie Ihre gewohnte Reinigungslotion oder das »Entgiftende Apfelessig-Gesichtstonikum«.

Matcha-Aloe-Vera-Maske

Für fettige bis normale Haut

1 TL Matcha-Tee-Pulver
5–7 Tropfen Aloe-Vera-Gel (alternativ: Wasser)

- Matcha-Tee-Pulver mit Aloe-Vera-Gel vermischen.

Anwendung
Die Mischung auf das Gesicht auftragen und 20 bis 30 Minuten einwirken lassen. Mit lauwarmem Wasser abwaschen.

Matcha-Kokosnussöl-Maske

Gegen trockene Haut, Rötungen und Pickel

2 TL Matcha-Tee-Pulver
½ TL Kokosnussöl (alternativ Rizinus- oder Olivenöl)
Wasser

- Matcha-Tee und Kokosnussöl gut vermischen. Dann tropfenweise Wasser hinzugeben.
- Das Gemisch sollte die Konsistenz einer Paste haben. Wenn es zu flüssig ist, geben Sie noch etwas Tee-Pulver hinzu.

Anwendung
Die Mischung auf das Gesicht aufragen und mindestens 15 Minuten einwirken lassen. Mit lauwarmem Wasser abwaschen.

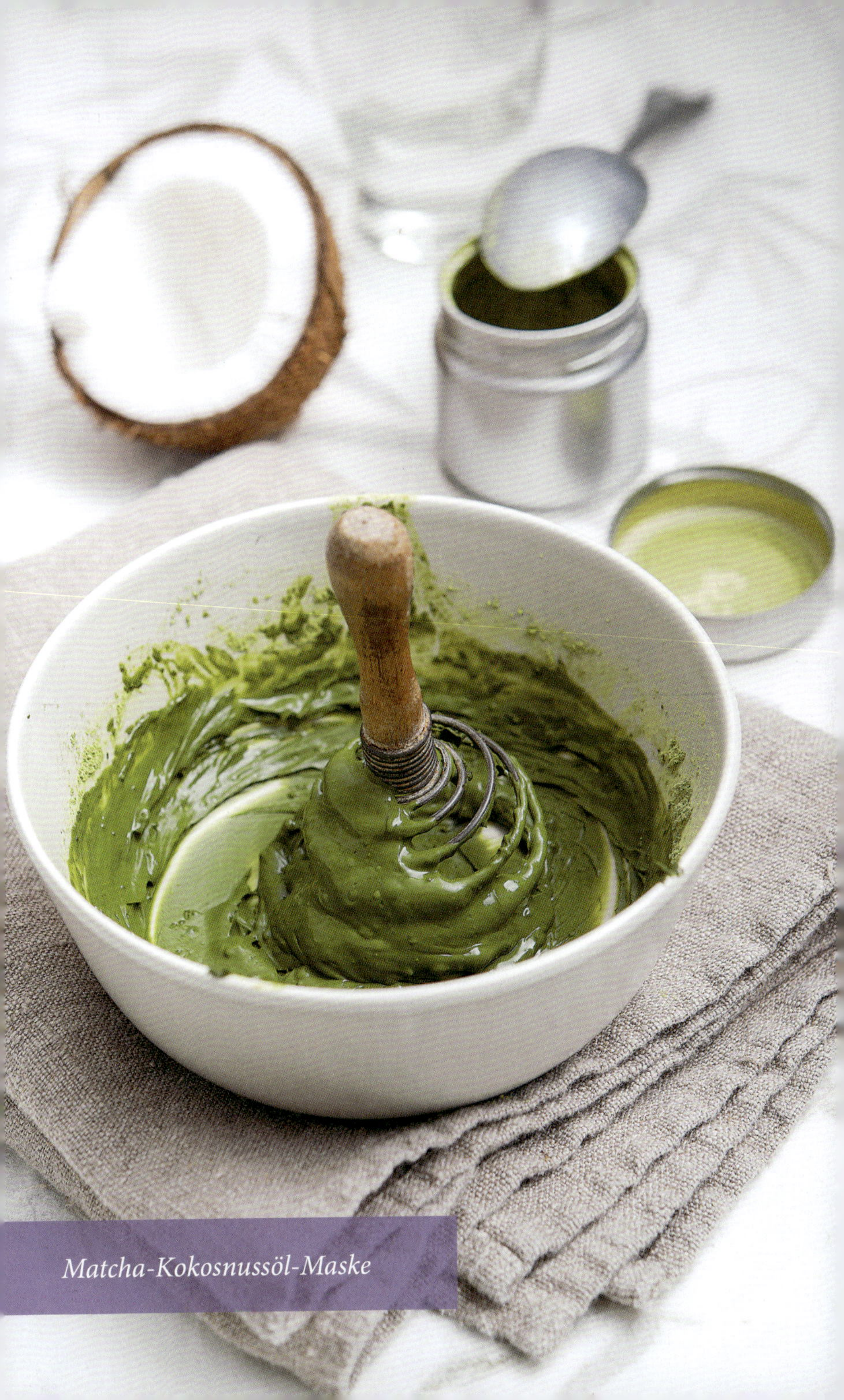

Matcha-Kokosnussöl-Maske

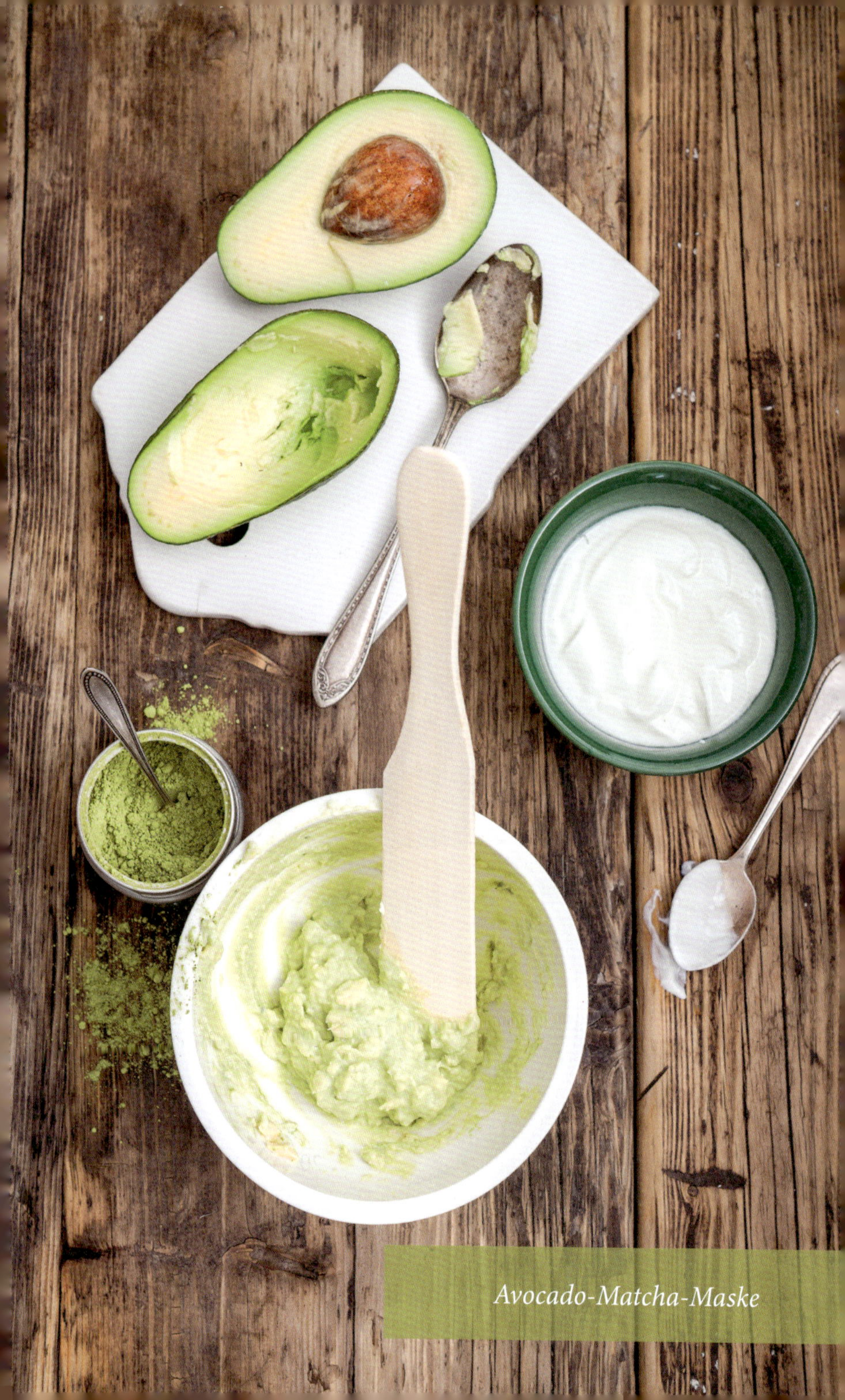

Avocado-Matcha-Maske

Avocado-Matcha-Maske

2 EL Avocado-Fruchtfleisch
1 TL Bio-Joghurt (aus Ziegen- oder Schafsmilch)
½ TL Matcha-Tee-Pulver

- Das Fruchtfleisch der Avocado mit dem Joghurt glattrühren, das Tee-Pulver sorgfältig unterrühren.

Anwendung
Die Maske auf dem Gesicht verteilen und ca. 20 Minuten einwirken lassen. Mit lauwarmem Wasser abwaschen.

Hinweis
Wenden Sie die Avocado-Masken einmal wöchentlich an!

Straffende Avocado-Eiweiß-Gesichtsmaske

½ reife Avocado
1 Eiweiß
1 EL frisch gepresster Zitronensaft

- Das Fruchtfleisch der Avocado mit dem Eiweiß und dem Zitronensaft glattrühren.

Anwendung
Die Maske auf dem Gesicht verteilen und ca. 20 Minuten einwirken lassen. Mit lauwarmem Wasser abwaschen.

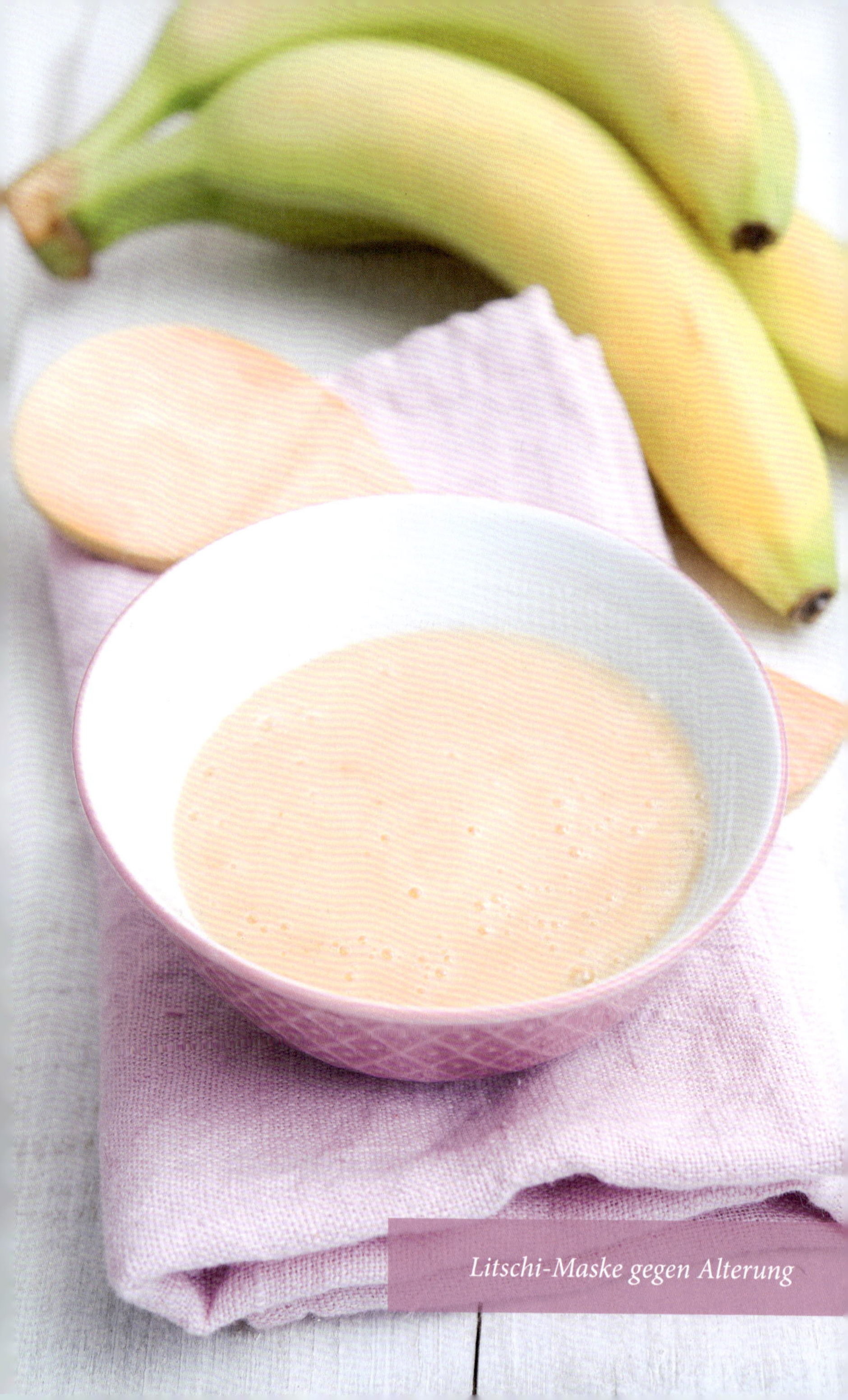

Litschi-Maske gegen Alterung

Litschi-Maske gegen Alterung

4-5 Litschis
¼ reife Banane

- Schneiden Sie den kleinen Strunk an der Litschi ab und entfernen Sie die Schale. Anschließend lösen Sie das Fruchtfleisch am Kern entlang mit einem Messer ab.
- Mischen Sie die Banane und das Litschi-Fleisch in einem Mixer, bis eine glatte Paste entstanden ist.

Anwendung
Verteilen Sie die Paste auf Gesicht und Hals. 15 bis 20 Minuten einwirken lassen, anschließend mit eiskaltem Wasser abwaschen.

Litschi gegen Altersflecken

4–5 Litschis

- Schneiden Sie den kleinen Strunk an der Litschi ab und entfernen Sie die Schale. Anschließend lösen Sie das Fruchtfleisch am Kern entlang mit einem Messer ab.
- Mischen Sie das Litschi-Fleisch in einem Mixer zu einer Paste.

Anwendung
Die Wattepads in der Paste einweichen und auf das Gesicht oder nur die betroffenen Stellen legen. 15 bis 20 Minuten einwirken lassen, danach mit eiskaltem Wasser abwaschen.

Verjüngende Blaubeeren-Gesichtsmaske

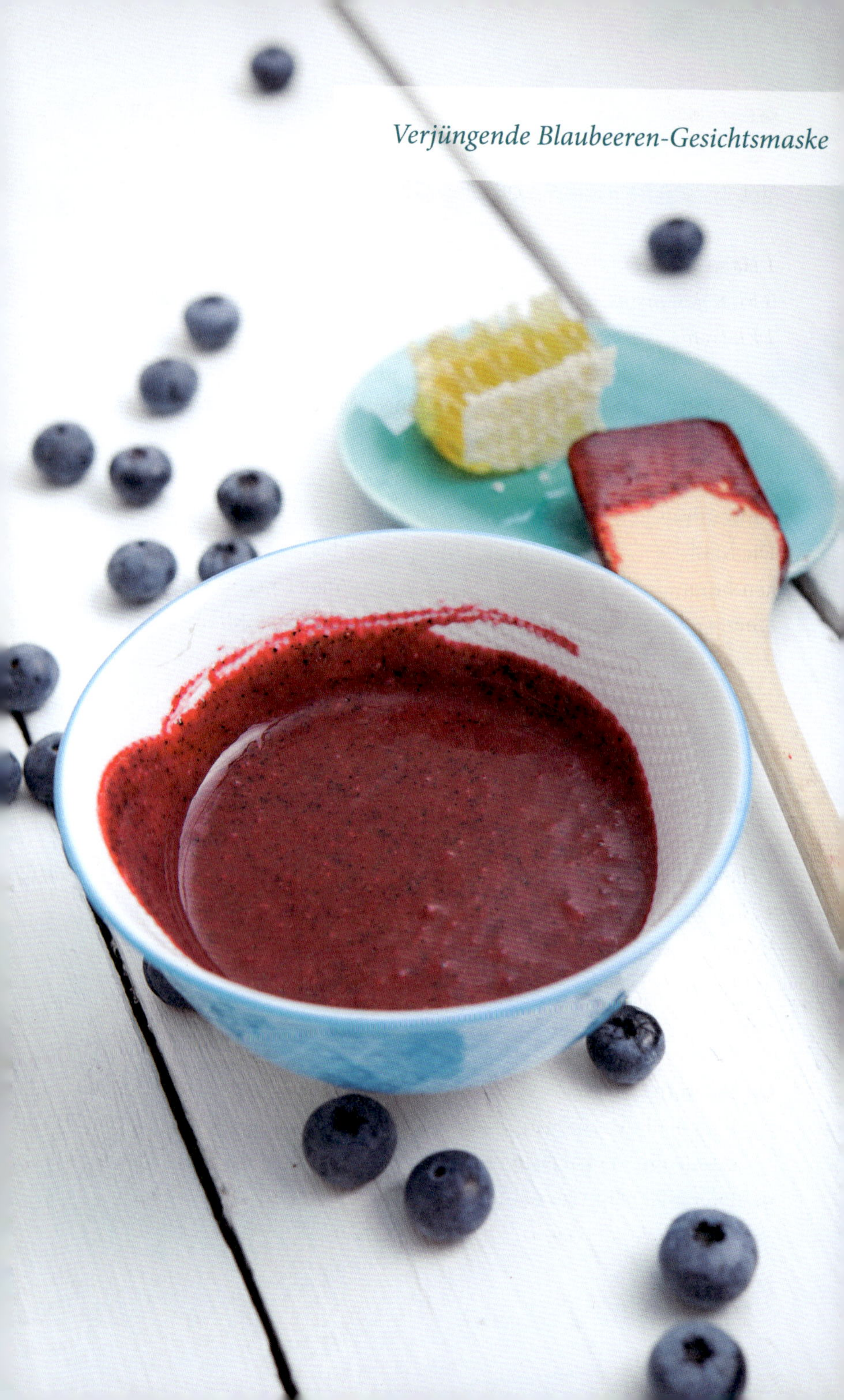

Verjüngende Blaubeeren-Gesichtsmaske

1 Handvoll Blaubeeren
3 EL Kokosnussöl (flüssig)
1 EL Honig

- Pürieren Sie alle Bestandteile in einem Mixer gut durch, bis eine pastenähnliche Masse entstanden ist.

Anwendung
Die Maske auf dem Gesicht verteilen und 15 bis 20 Minuten einwirken lassen. Anschließend mit lauwarmem Wasser gründlich abwaschen und ein paar Tropfen Kokosnussöl auf die Haut geben.

Anti-Aging-Blaubeeren-Enzyme-Maske

Auch für empfindliche Haut geeignet

1 Handvoll Blaubeeren
1 Handvoll kernlose Trauben
½ TL frisch gepresster Zitronensaft
½ EL Manuka-Honig
1 EL Aloe-Vera-Saft (oder Gel)

- Pürieren Sie die Blaubeeren und Trauben zusammen mit dem Zitronensaft in einem Mixer, bis eine dicke, breiige Masse entstanden ist. Kleine Klumpen mit Fruchthaut sind normal.
- Füllen Sie alles in eine Schüssel, geben Sie den Manuka-Honig und den Aloe-Vera-Saft dazu und verrühren Sie die Bestandteile

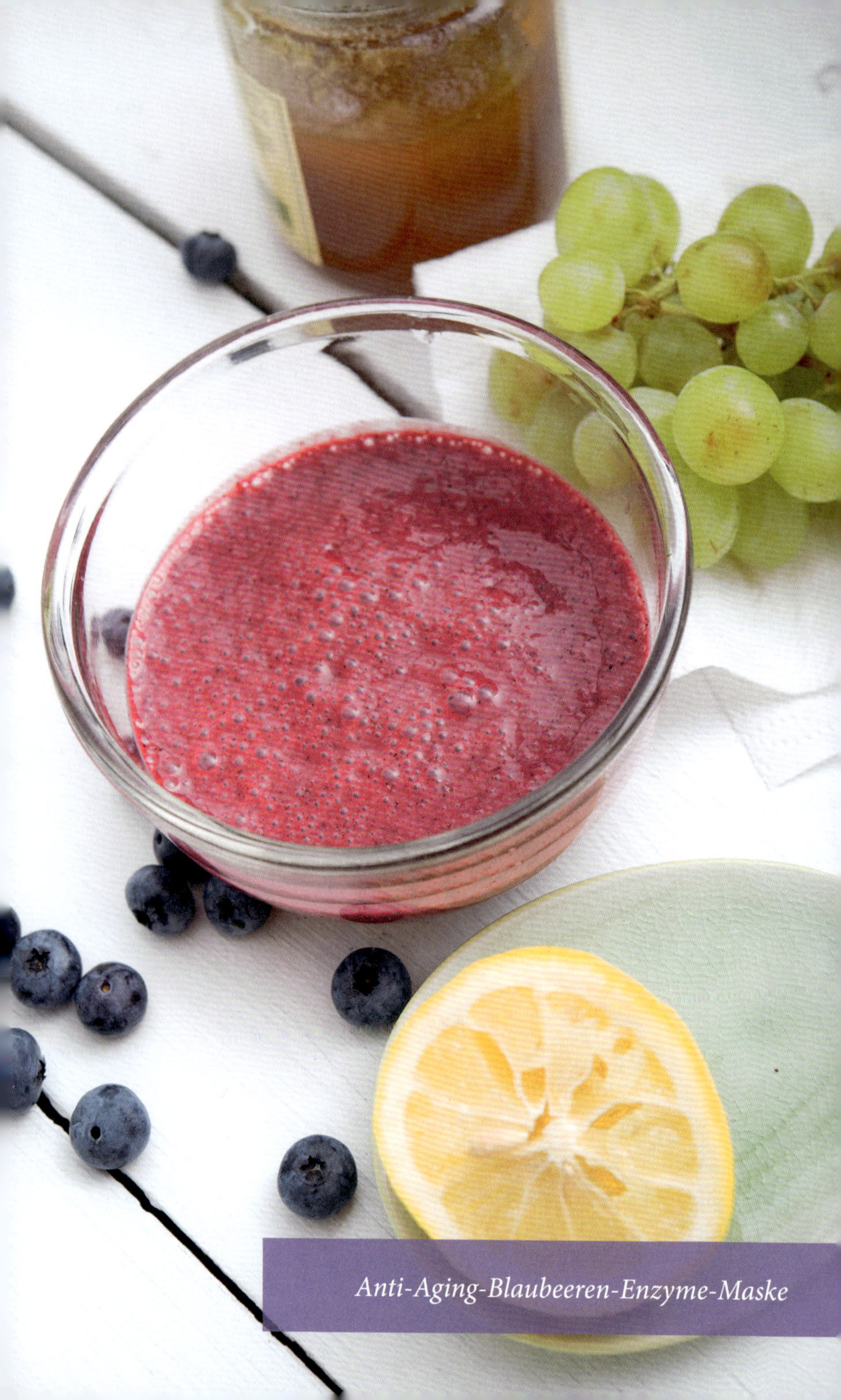

Anti-Aging-Blaubeeren-Enzyme-Maske

gründlich miteinander. Sollte Ihr Manuka-Honig zu fest sein, verflüssigen Sie ihn in einem nicht zu heißen Wasserbad.

Anwendung

Verteilen Sie die Mischung auf Ihrem Gesicht und lassen Sie die Maske 10 bis 12 Minuten einwirken. Anschließend mit lauwarmem Wasser gründlich abspülen. Diese Maske können Sie zweimal wöchentlich anwenden.

Hinweis

Wenn Sie echte Aloe Vera (frisch) bekommen können, wäre das optimal. Ansonsten verwenden Sie Aloe-Vera-Gel. Bedenken Sie aber, dass sich darin Konservierungsstoffe befinden, die allergische Reaktionen auslösen können.

Blaubeeren-Kurkuma-Zitronen-Maske

7 TL pürierte Blaubeeren
6 TL Kurkuma
1 TL frisch gepresster Zitronensaft

- Alle Bestandteile gut miteinander vermischen.

Anwendung

Verteilen Sie die Mischung auf Ihrem Gesicht und lassen Sie die Maske 20 bis 25 Minuten einwirken. Anschließend mit einer heißen, feuchten Kompresse (so heiß, wie Sie vertragen können) gründlich abnehmen. Diese Maske können Sie dreimal pro Woche anwenden.

Straffende Bananen-Maske

1 Eigelb
1 reife Banane
2 EL Quark (aus Ziegen- oder Schafsmilch)
1 Kapsel Vitamin E

- Eigelb mit einem Schneebesen schaumig schlagen.
- Die Banane schälen, in Stücke schneiden und mit einer Gabel zerdrücken.
- Den Quark, das Bananenmus und das aufgeschlagene Eigelb miteinander vermischen.
- Stechen oder schneiden Sie die Vitaminkapsel auf, drücken Sie den Inhalt in die Masse. Alles gut und gründlich vermengen.

Anwendung
Tragen Sie die Mischung mit einem Pinsel auf Ihr gereinigtes Gesicht auf und lassen Sie die Maske 30 Minuten einwirken. Anschließend mit lauwarmem Wasser gründlich abnehmen und die Haut mit etwas Kokosnussöl eincremen.

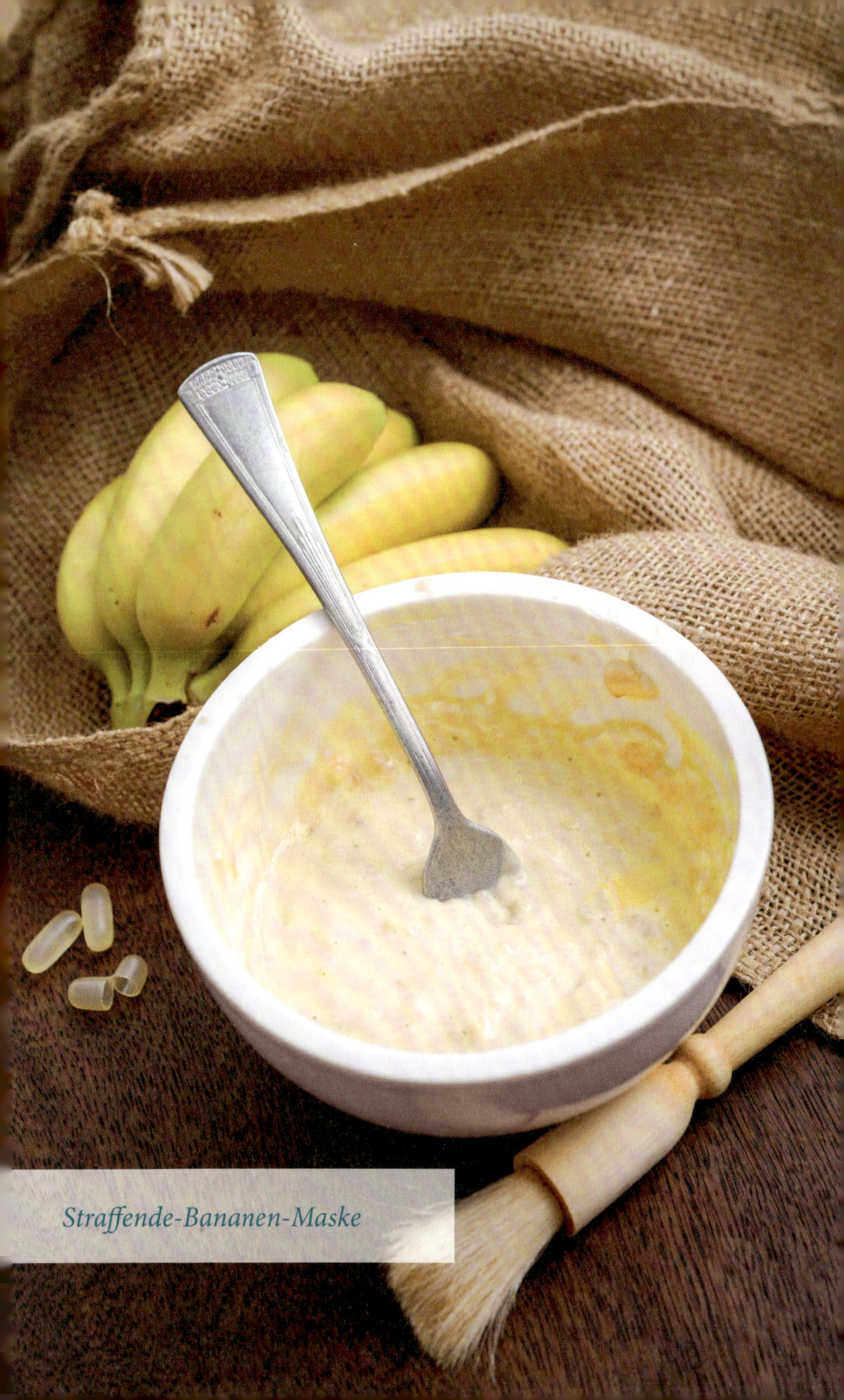

Straffende-Bananen-Maske

Straffende Ananas-Maske

¼ TL feines Himalayasalz
6 ml frisch gepresster Ananassaft (kein fertig gekaufter Saft!)
6 ml Honig
5 ml Arganöl (oder Kokosnussöl)
½ TL Propolis-Granulat

- Mischen Sie zuerst das Salz mit dem Ananassaft, bis alle Salzkristalle aufgelöst sind.
- Anschließend geben Sie Honig, Arganöl und Propolis-Granulat hinzu und vermischen alles zu einer pastenähnlichen Masse.
- Sollte die Masse zu weich geworden sein, geben Sie noch etwas Propolis-Granulat hinzu.

Anwendung
Verteilen Sie die Masse auf Ihrem Gesicht – den Augenbereich sparen Sie großzügig aus. Lassen Sie die Maske bis zu 30 Minuten lang einwirken. Anschließend nehmen Sie alles mit viel lauwarmem Wasser wieder ab und verteilen etwas Kokosnussöl auf Ihrer Haut.

Achtung!
Ananas enthält viel Fruchtsäure. Sobald Ihre Haut stark zu jucken beginnt, sollten Sie die Mischung umgehend mit viel lauwarmem Wasser entfernen! Cremen Sie Ihre Haut anschließend mit reichlich Kokosnussöl ein.

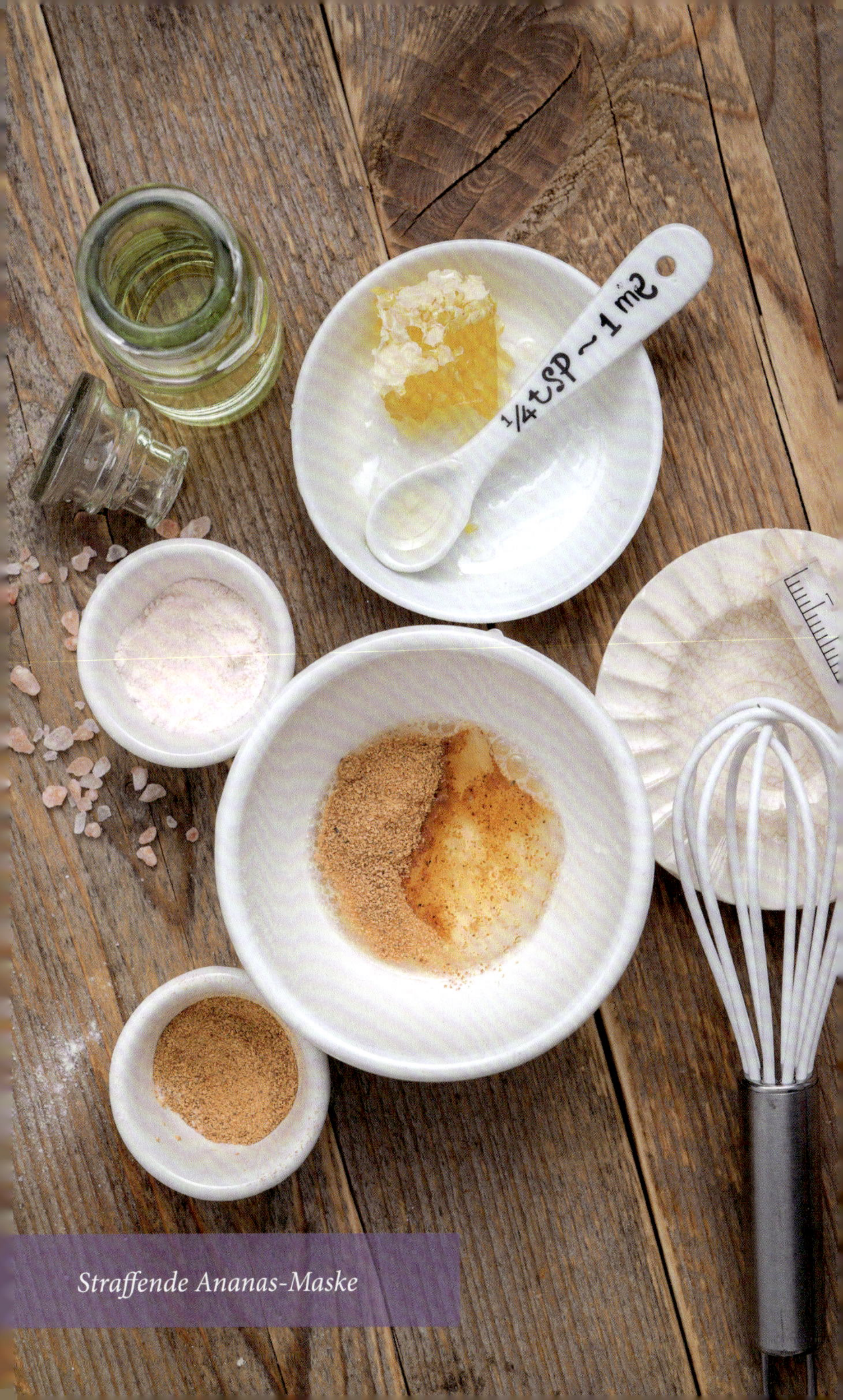

Straffende Ananas-Maske

Süße Anti-Falten-Maske

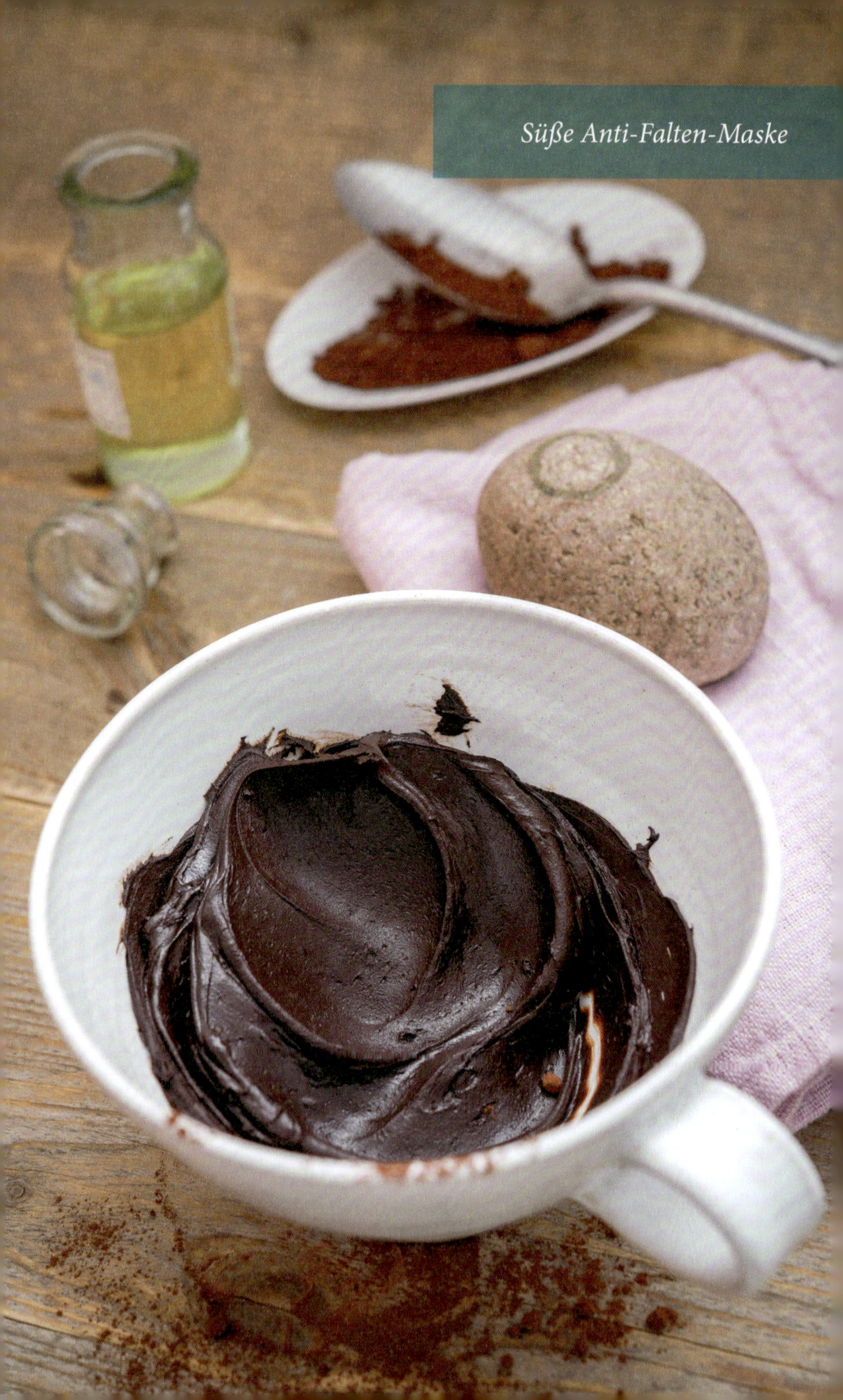

Süße Anti-Falten-Maske

2 EL Kokosnussöl
5 EL Kakaopulver (mind. 70 % Kakao-Anteil)

- Kokosnussöl leicht erwärmen. Kakaopulver dazugeben und so lange rühren, bis die Masse eine cremige Konsistenz hat.
- Anschließend stellen Sie die Maske für 10 bis 15 Minuten in den Kühlschrank.

Anwendung
Die gekühlte Masse gleichmäßig auf dem Gesicht verteilen und die Maske 20 bis 30 Minuten einwirken lassen. Legen Sie sich am besten hin und schützen die Unterlage mit einem Handtuch. Sobald das fest gewordene Kokosnussöl mit der warmen Haut in Kontakt kommt, beginnt es zu schmelzen und läuft gerne dorthin, wo es nicht hingehört. Anschließend mit lauwarmem Wasser abspülen.

Kurkuma-Maske – Uptan

2 EL Kichererbsenmehl
1 Prise Kurkuma
1 Prise gemahlenes Sandelholz
2 EL Rosenwasser
2 EL Kokosnussmilch (oder andere alternative Milchsorten, aber bitte keine Kuhmilch)

- Alle Bestandteile gut miteinander vermischen. Es entsteht eine gelbliche Paste.

Anwendung

Die Paste auf dem Gesicht verteilen, am besten mit einem Pinsel (Verfärbungsgefahr der Finger), und 20 bis 25 Minuten auf der Haut eintrocknen lassen. Anschließend mit lauwarmem Wasser gründlich abspülen.

Kurkuma-Peeling-Maske

1 TL Kurkuma
1 EL Kichererbsenmehl

- Beide Pulver in ein Glas mit Schraubverschluss füllen, gut verschließen und kräftig schütteln, bis beide Substanzen gut miteinander vermischt sind.

Anwendung

Nach Bedarf teelöffelweise Pulver entnehmen, mit etwas Wasser emulgieren und die entstandene Paste auf dem Gesicht verteilen. Kurz in kreisenden Bewegungen mit den Fingerkuppen einreiben, maximal 5 Minuten lang. Die Peeling-Maske anschließend mit lauwarmem Wasser gründlich abwaschen. Im Augenbereich bitte vorsichtig sein!

Nach der Anwendung wird Ihre Haut leicht gelblich gefärbt sein. Geben Sie etwas Kokosnussöl auf ein Wattepad und reinigen Sie damit das Gesicht noch einmal.

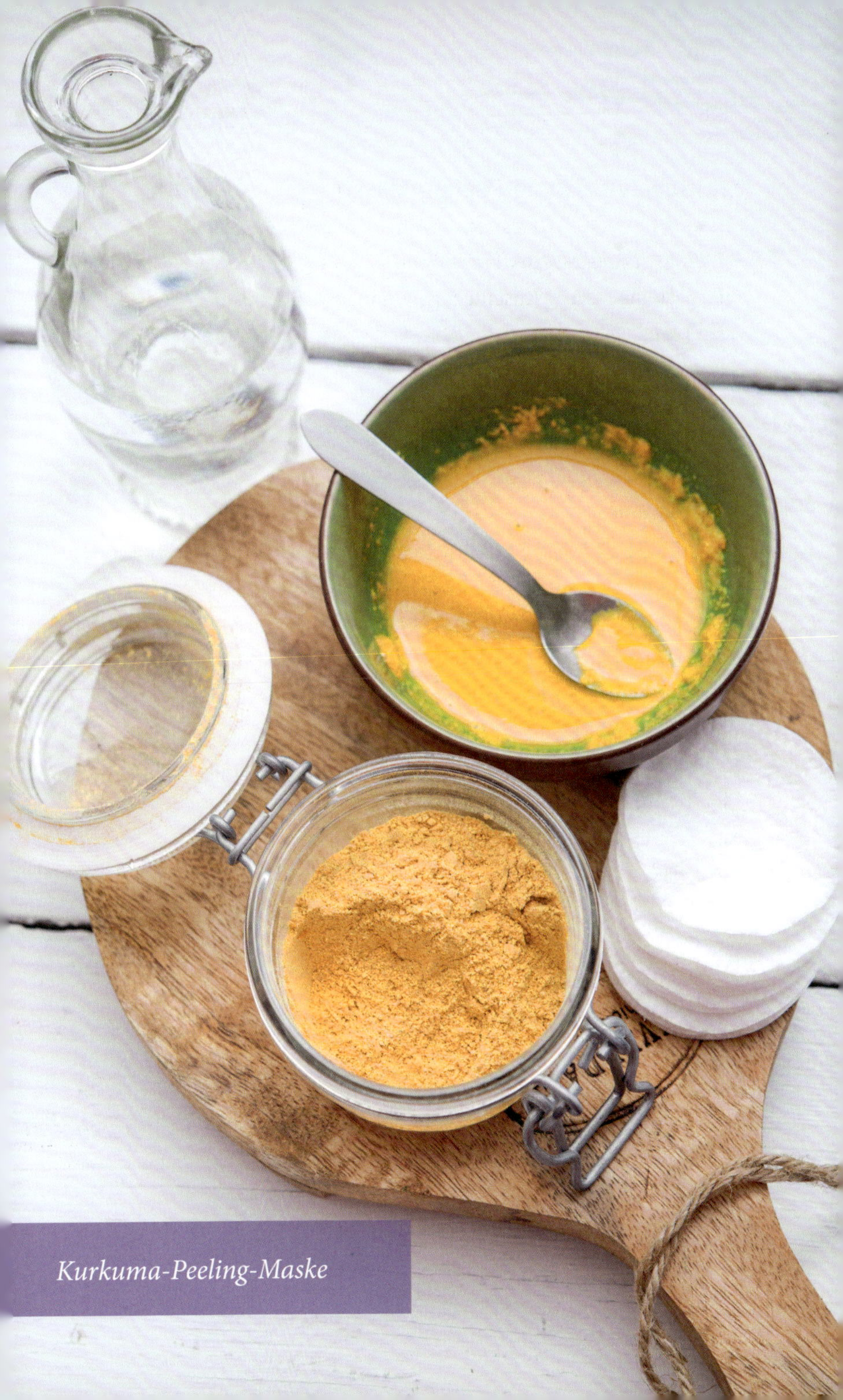

Kurkuma-Peeling-Maske

Kürbis-Zimt-Honig-Peeling-Maske

1 TL Kürbispüree (frisch herstellen)
1 TL Honig
½ TL Heilerde (Apotheke)
¼ TL Zimt

- Alle Bestandteile zu einer Paste vermischen.

Anwendung
Auf die Haut auftragen und die Paste mit den Händen in kreisenden Bewegungen sanft durch das Gesicht reiben. Lassen Sie die Peeling-Maske noch für etwa 5 Minuten einwirken. Anschließend mit lauwarmem Wasser abspülen.

Hinweis
Wenn Sie Ihren Hals und/oder Ihr Dekolleté mitbehandeln möchten, stellen Sie einfach die doppelte oder dreifache Menge her.

Tapiokapaste gegen Akne

1 TL Tapiokastärke
etwas kaltes Leitungswasser (besser: gefiltertes Wasser)

- Tapiokastärke mit etwas Wasser mischen. Es spielt keine Rolle, ob die Mischung dünn oder dick ist. Hier entscheidet Ihre persönliche Vorliebe.

Anwendung

Waschen Sie Ihr Gesicht mit klarem, kaltem Wasser. Verwenden Sie keine Seife oder Gesichtsreiniger! Tragen Sie die angerührte Tapiokastärke auf Ihr Gesicht auf und lassen sie mindestens 2 Stunden (oder auch mehr) eintrocknen, bis sich auf Ihrem Gesicht nur noch eine dünne Schicht aus Pulver befindet. Anschließend waschen Sie Ihr Gesicht sehr gründlich mit kaltem Wasser ab. Verwenden Sie auch jetzt keine Seife oder Gesichtsreiniger. Wenn Sie mögen, verteilen Sie etwas Kokosnussöl auf der Haut.

Hinweis

Verwenden Sie innerhalb von drei Stunden nach der Behandlung keine Kosmetika. Wenden Sie diese Behandlung möglichst täglich an, am besten zwei Stunden vor dem Schlafengehen.

Tapioka-Maske gegen ölige Haut oder Hautstellen

1 EL Tapiokastärke
etwas warmes Wasser

- Die Tapiokastärke mit warmem Wasser mischen, bis eine feste Paste entsteht.

Anwendung

Streichen Sie die Paste auf die öligen Stellen Ihrer Haut und lassen Sie die Maske für mindestens 20 Minuten eintrocknen. Anschließend mit lauwarmem Wasser abspülen. Um ein optimales Ergebnis zu erzielen, können Sie diese Behandlung einmal täglich über einen längeren Zeitraum anwenden.

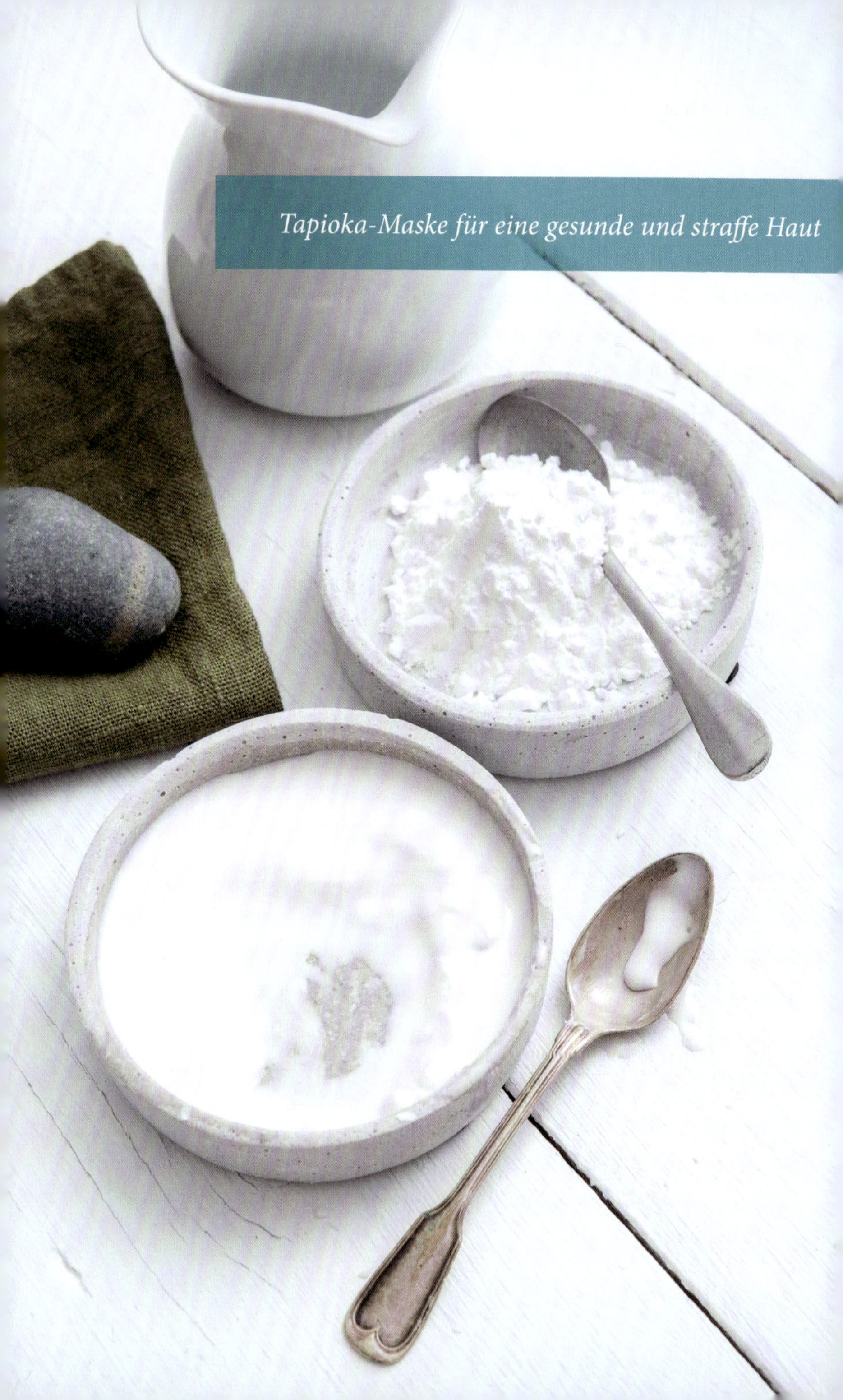

Tapioka-Maske für eine gesunde und straffe Haut

Tapioka-Maske für eine gesunde und straffe Haut

3–5 TL Tapiokastärke
etwas Wasser

- Die Tapiokastärke mit Wasser zu einer cremigen Mischung verrühren.

Anwendung
Tragen Sie die Mischung auf Ihr Gesicht auf und lassen Sie die Maske komplett eintrocknen. Anschließend mit etwas lauwarmem Wasser aufemulgieren und danach gründlich mit eiskaltem Wasser abspülen. Augenbereich bitte aussparen!

Alternative
Anstelle von Tapioka können Sie auch Backpulver verwenden.

Tamarindenmark selbst herstellen

Sie können Tamarindenmark (Paste) kaufen, aber auch recht einfach selbst herstellen.

Dafür brauchen Sie vier bis fünf Tamarinden. Die Tamarinden aufbrechen und schälen. Die harten »Venen« entfernen, dafür an einem Ende einfach festhalten und der Länge nach abziehen. Es ist eine etwas klebrige Angelegenheit, aber Sie können sich ja hinterher die Hände waschen (das Fruchtfleisch ähnelt einer frischen Dattel).

Die gesäuberten Tamarinde-Früchte (inklusive Kernen) in einer Glas- oder Porzellanschale in 150 Milliliter Wasser einweichen und über Nacht abgedeckt stehen lassen, in der Küche oder im Kühlschrank.

Am nächsten Tag wird es wieder etwas »matschig«: Lösen Sie das Fruchtfleisch von den Kernen und kochen Sie es zusammen mit dem Einweichwasser kurz auf. Den Herd sofort ausschalten und alles gut 20 Minuten ziehen lassen. Die abgekühlte Masse durch ein feinporiges Sieb passieren. Voilà. Ihr Tamarindenmark ist fertig und einsatzbereit.

Tamarinden-Extrakt

Für eine glatte und strahlende Haut, ideal als Behandlung gegen fettige und großporige Haut

30 g Tamarindenmark
150 ml heißes Wasser
½ TL Kurkuma

- Tamarindenmark in heißem Wasser 10 bis 15 Minuten einweichen.
- Das Mark mit einem Küchenspatel durch ein feinmaschiges Sieb passieren.
- Die dickliche Flüssigkeit (Extrakt) auffangen.
- Das Mark, das sich außen am Sieb befindet, mit einem Schaber abnehmen und mit in das Extrakt geben. (Die Reste im Sieb werden nicht verwendet.)
- Kurkumapulver in das Extrakt mischen und alles gut verrühren.

Anwendung
Das Extrakt auf der Haut verteilen und 15 Minuten einwirken lassen. Anschließend mit lauwarmem Wasser abwaschen. Diese Gesichtsbehandlung können Sie bis zu dreimal pro Woche anwenden.

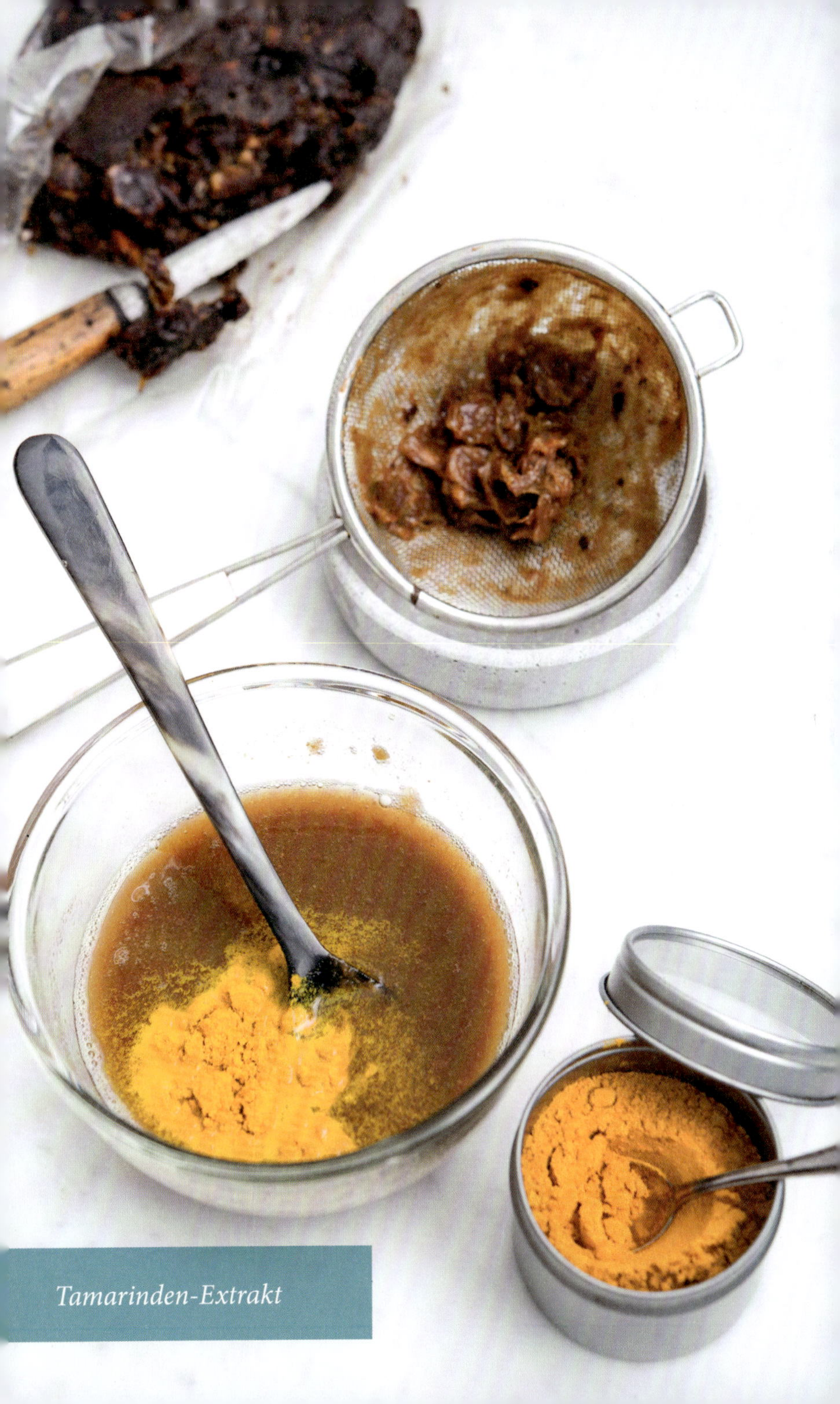

Tamarinden-Extrakt

Tamarinden-Maske

Für eine strahlende Haut, gegen Pickel, fettige, unreine Haut und Narben; entfernt abgestorbene Hautzellen, reinigt die Poren; kühlt irritierte Haut, macht sie weich, reduziert Rötungen

1 EL Tamarindenmark
50–60 ml warmes Wasser (ca. 35 °C)
2 EL Quark
1 EL Multani Mitti (Fuller-Erde, Bleicherde)
1 EL Sandelholzpulver
ein paar Tropfen Rosenwasser

- Tamarindenmark in eine Glas- oder Porzellanschüssel geben. Warmes Wasser dazufüllen und gut eine Stunde einweichen lassen.
- Anschließend die Masse mit den Händen durchkneten und mit einem weichen Küchenspatel durch ein Sieb drücken.
- Das Konzentrat in eine Porzellanschale geben, Quark, Multani Mitti und Sandelholzpulver hinzufügen. Alles gut vermischen.
- Zum Schluss ein paar Tropfen Rosenwasser hinzugeben und die Paste nochmals gründlich durchmischen.

Anwendung

Die Paste auf die Haut auftragen, dabei die Augenpartie großzügig aussparen. Die Maske 15 Minuten einwirken lassen. Anschließend mit warmem Wasser gründlich abwaschen.

Tamarinden-maske

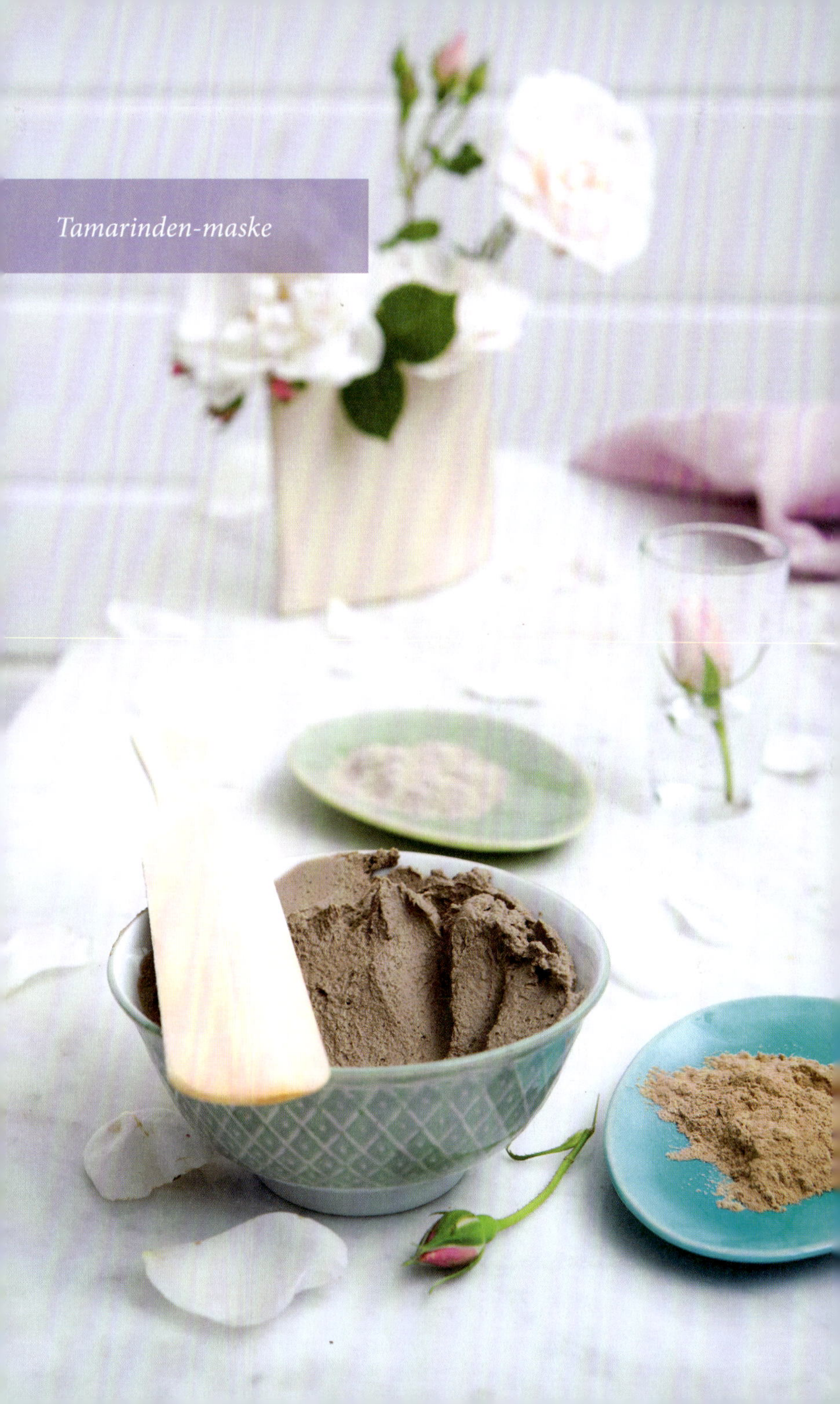

Bleicherde (Fuller-Erde, Multani Mitti)

Bleicherde besteht vor allem aus Tonmineralien und stammt aus der Kreide- und Jurazeit. Sie wird sowohl in der Lebensmittel- als auch in der Kosmetikindustrie verwendet.

Bleicherde reinigt Poren, hilft gegen Akne, reduziert Narben und Falten und sorgt für eine elastische Haut. Sie fördert die Regeneration der Haare, entfernt Schuppen, verhindert Splissbildung und glättet das Haar.

Bei sehr empfindlicher Haut testen Sie die Bleicherde auf einer kleinen Hautstelle etwa 48 Stunden vor einer Behandlung. Bei Hautirritation nicht einsetzen.

Chia-Peeling-Maske

Gegen stumpfe, trockene Haut, spendet viel Feuchtigkeit

2 TL Chia-Samen
60 ml Kokosnussöl
1 TL frisch gepresster Zitronensaft
1 Vitamin-E-Kapsel

- Chia-Samen mit Kokosnussöl und Zitronensaft in einem Porzellangefäß gut vermischen.
- Anschließend rühren Sie den Inhalt einer Kapsel Vitamin E hinzu. Das Vitamin E ist gerade für trockene Haut sehr geeignet.

Anwendung
Tragen Sie das Gemisch auf Ihre Haut auf, befeuchten Sie einen Waschlappen mit lauwarmem Wasser und reiben Sie die Mischung für etwa 4 Minuten in kreisenden Bewegungen in Ihre Haut ein. Diese Peeling-Maske hilft gegen trockene Stellen am ganzen Körper.

Chia-Honig-Maske gegen extrem trockene Haut

Auch als Peeling zu verwenden

3 EL Chia-Samen
5 EL gefiltertes Wasser
2 EL Manuka-Honig (oder anderer Bio-Honig)
1 EL kaltgepresstes Kokosnussöl

- Vermischen Sie die Chia-Samen mit dem gefilterten Wasser und lassen Sie die Samen für etwa 30 Minuten einweichen. Zwischendurch immer durchrühren.
- Anschließend geben Sie den Honig und das Kokosnussöl hinzu und verrühren alles kräftig.

Als Maske
Tragen Sie das Gemisch auf Ihre Haut auf und lassen Sie es 10 bis 15 Minuten einwirken. Anschließend mit viel eiskaltem Wasser abwaschen.

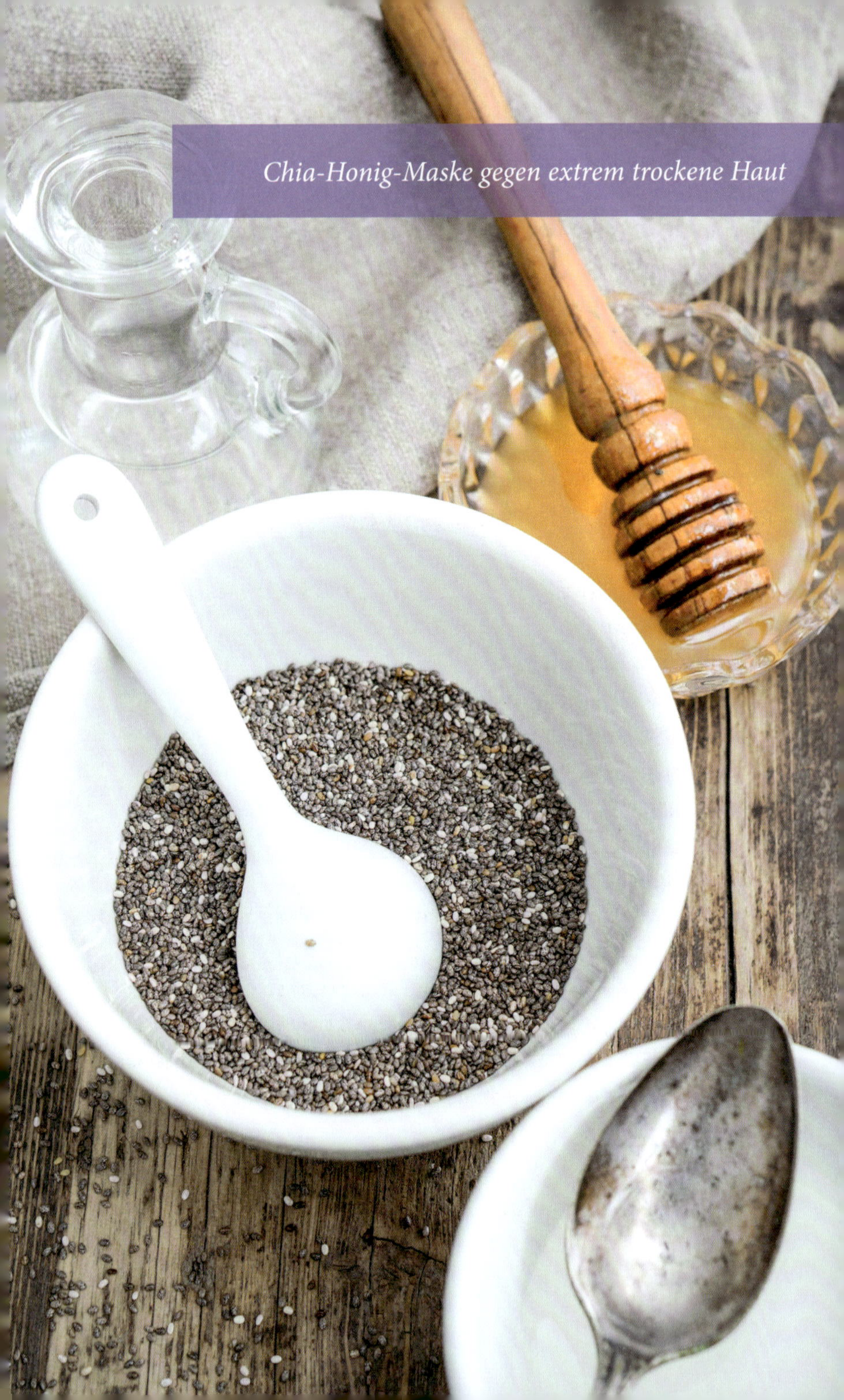

Chia-Honig-Maske gegen extrem trockene Haut

Als Peeling

Gleichmäßig auf das Gesicht auftragen und mit den Fingern in kreisenden Bewegungen 6 bis 7 Minuten lang sanft in die Haut einmassieren. Danach für 10 Minuten auf der Haut eintrocknen lassen und anschließend mit viel eiskaltem Wasser abwaschen.

Maske mit Chia-Samen und Matcha-Tee

Repariert Sonnenschäden und reduziert Falten

2 Tassen Matcha-Tee aufbrühen (mit max. 80 °C heißem Wasser)
2 EL Chia-Samen
3 TL Honig

- Lassen Sie den Matcha-Tee abkühlen. Die Chia-Samen hinzugeben und abgedeckt 15 bis 20 Minuten ruhen lassen.
- Nun geben Sie den Honig hinzu und verrühren alles kräftig.

Anwendung

Gießen Sie von diesem Gemisch etwa ¼ Tasse ab und tragen Sie es auf Ihre Haut auf. Lassen Sie die Mischung 10 bis 12 Minuten einwirken. Anschließend mit warmem Wasser auf der Haut aufemulgieren, dann in die Haut einreiben und abschließend mit viel warmem Wasser abspülen. Den restlichen Tee können Sie trinken oder maximal 3 Tage für weitere Anwendungen aufbewahren.

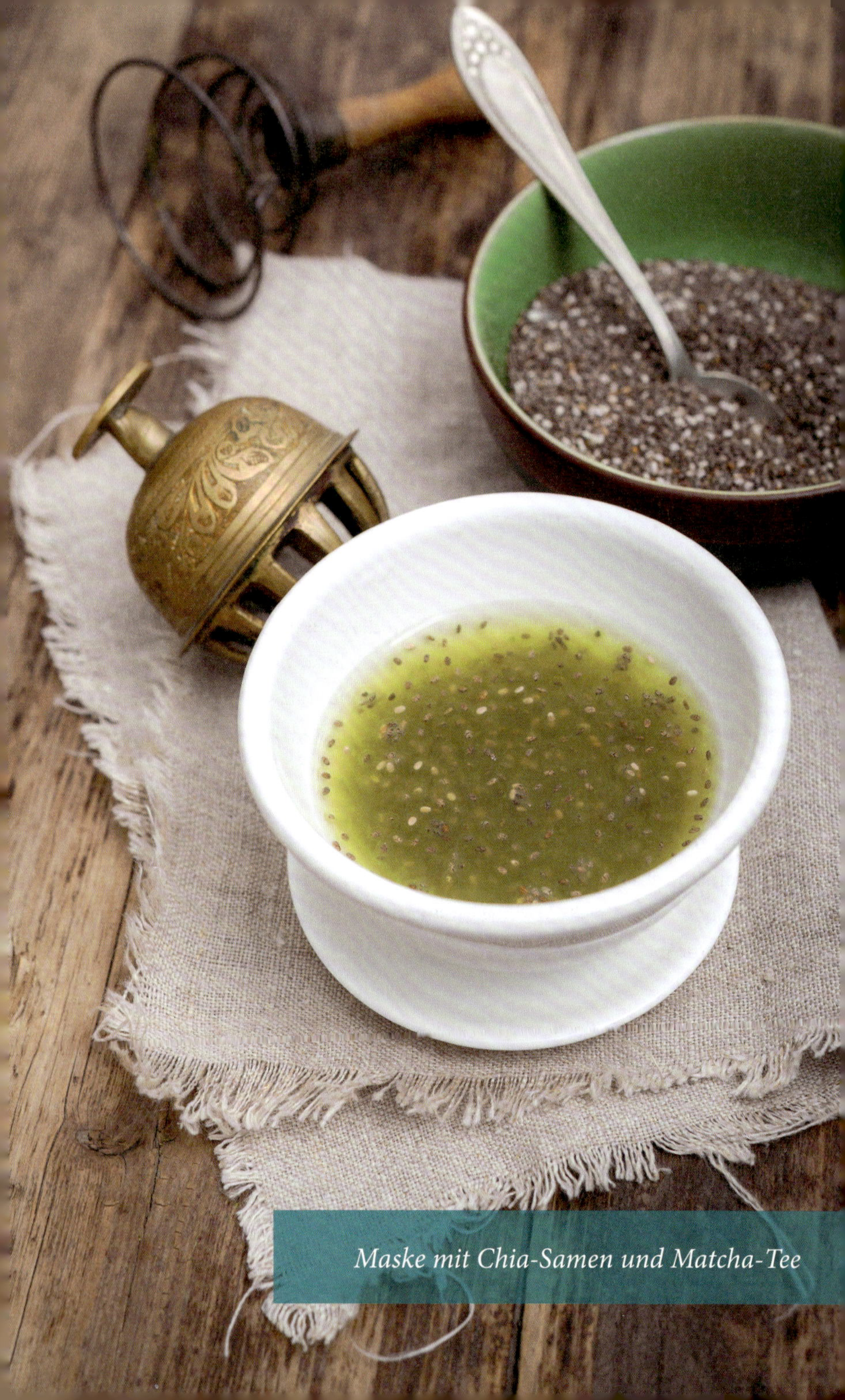

Maske mit Chia-Samen und Matcha-Tee

Matcha-Honig-Maske

Für eine glatte, pralle Haut; auch gegen Entzündungen und Pickel

½–1 TL Honig
1 TL Matcha-Tee-Pulver

- Mischen Sie Honig und Matcha-Tee-Pulver zu einer Paste. Je nach Konsistenz des Honigs müssen Sie vielleicht etwas mehr oder weniger hinzufügen.

Anwendung

Tragen Sie die Paste auf Ihre Haut auf und verteilen Sie alles mit den Fingern in kreisenden Bewegungen. Lassen Sie die Maske 15 Minuten auf Ihrer Haut einziehen. Anschließend mit einem warmen, feuchten Waschlappen abnehmen. Die Maske kann einmal pro Woche angewendet werden.

Variante

Gegen trockene Haut mischen Sie das Matcha-Tee-Pulver mit einem Öl statt mit Honig. Kokosnuss-, Oliven- und Rizinusöle sind in der Regel eine gute Wahl.

Hinweis

Diese Maske können Sie auf Vorrat herstellen. Dazu verdoppeln oder verdreifachen Sie die Zutaten, füllen alles in einen verschließbaren Glasbehälter und bewahren die Maske im Kühlschrank auf.

Papaya-Maske

Schalen einer mittelgroßen Papaya
2 EL Kokosnussöl
1 EL Naturjoghurt
ein paar Spritzer frisch gepresster Zitronensaft

- Die Papaya vor dem Schälen gut waschen.
- Die Schalen im Mixer mit Kokosnussöl, Joghurt und Zitronensaft kräftig mixen. Nach Bedarf weiteres Kokosnussöl hinzufügen. Die Masse sollte eine cremige Konsistenz haben.
- Anschließend geben Sie das Gemisch für 10 bis 15 Minuten in den Kühlschrank.

Anwendung
Die Masse auf Gesicht und Hals verteilen und 45 Minuten einwirken lassen. Anschließend mit lauwarmem Wasser abwaschen und mit ein paar Tropfen Kokosnussöl die Haut eincremen.

Gerstengras-Maske

Für eine glatte, weiche Haut

2 TL Gerstengraspulver
lauwarmes Wasser

- Vermischen Sie das Gerstengraspulver mit etwas lauwarmem Wasser (nicht zu heiß!) zu einer weichen Paste. Am besten gehen Sie dabei teelöffelweise vor.

Anwendung

Verteilen Sie die Paste auf Ihrem Gesicht und lassen Sie sie 10 bis 15 Minuten einwirken. Anschließend mit reichlich lauwarmem Wasser abnehmen. Danach tragen Sie etwas Kokosnussöl auf die Haut auf.

Haarpflege

Avocado-Honig-Haarmaske

Frischt spröde Haare wieder auf und sorgt für einen natürlichen Glanz

½ reife Avocado
1 Eigelb
3–4 Tropfen Vitamin-E-Öl (Kapsel)
1 TL Honig

- Die Avocado entkernen und das Fruchtfleisch herauslöffeln.
- Avocado mit Eigelb, Vitamin E und Honig gut vermischen.

Anwendung

Tragen Sie die Maske auf Haare und Kopfhaut auf und massieren Sie alles gut ein. Lassen Sie die Paste 25 Minuten einwirken, dabei am besten mit einer Haube abdecken. Durch die Körperwärme wird die Wirkung noch verstärkt. Waschen Sie Ihre Haare anschließend wie gewohnt.

Achtung
Für langes Haar brauchen Sie die doppelte Menge an Zutaten.

Tamarinde gegen Haarausfall

1 EL Tamarindenmark
1 TL frisch gepresster Zitronensaft
100 ml Wasser

- Alles in einen Topf geben, leicht erwärmen (nicht erhitzen!) und mit einem Holzlöffel vermischen.
- Den Herd ausschalten und das Gemisch 8 bis 10 Minuten ziehen lassen. Anschließend durch ein Sieb filtrieren.

Anwendung
Das Gemisch auf der Kopfhaut einmassieren. Befeuchten Sie ein Handtuch mit heißem Wasser (so heiß, wie Sie vertragen können) und wickeln Sie es um Ihren Kopf. Lassen Sie die Packung 25 bis 30 Minuten einwirken. Anschließend waschen Sie Ihre Haare wie gewohnt mit einem milden Shampoo. Diese Behandlung können Sie zweimal pro Woche durchführen.

Chia-Haar-Gel

Ideal für Locken; es sorgt für besseren Halt und ist ein ausgezeichnetes Gel zum Frisieren

3 gestr. EL Chia-Samen
300 ml gefiltertes Wasser
2 EL Kokosnussöl
1 EL reines Aloe-Vera-Gel
ein paar Tropfen Lavendelöl

- Die Chia-Samen mit Wasser mischen und über Nacht abgedeckt ruhen lassen.
- Am nächsten Tag erwärmen und etwa 10 Minuten in einem Topf bei schwacher Hitze ziehen lassen.
- Fügen Sie Kokosnussöl und Aloe-Vera-Gel hinzu und mischen Sie alles kräftig in einem Mixer.
- Am Ende ziehen Sie ein paar Tropfen Lavendelöl darunter. Es sorgt für einen schönen Duft und macht das Haar geschmeidig.

Anwendung
Bei Bedarf ein wenig Gel in den Händen verreiben und im Haar verteilen. Danach die Haare wie gewohnt frisieren.

Fußpflege

Rezept von meiner chinesischen Akupunkteurin Mrs Ju; hilft gegen Hornhaut und sehr trockene Stellen an den Füßen

Eiweiß und Backpulver gegen Hornhaut

1 Eiweiß
2 geh. EL Backpulver oder Natron

- Schlagen Sie 1 Eiweiß steif und rühren Sie 2 gehäufte Esslöffel Backpulver (oder Natron) dazu. In einen verschließbaren Glasbehälter füllen und im Kühlschrank aufbewahren. Die Mischung ist bis zu 8 Tage haltbar.

Anwendung
Die Masse auf die betroffenen Stellen auftragen und trocknen lassen. Anschließend mit heißem Wasser (so heiß, wie Sie es vertragen können) abspülen. Die Füße gründlich abtrocknen, besonders zwischen den Zehen, mit Kokosnussöl eincremen und Socken anziehen. Sie können die Behandlung mehrmals wöchentlich wiederholen.

Hinweis
Mit dieser Mischung können Sie auch verhornte Stellen an den Ellbogen behandeln.

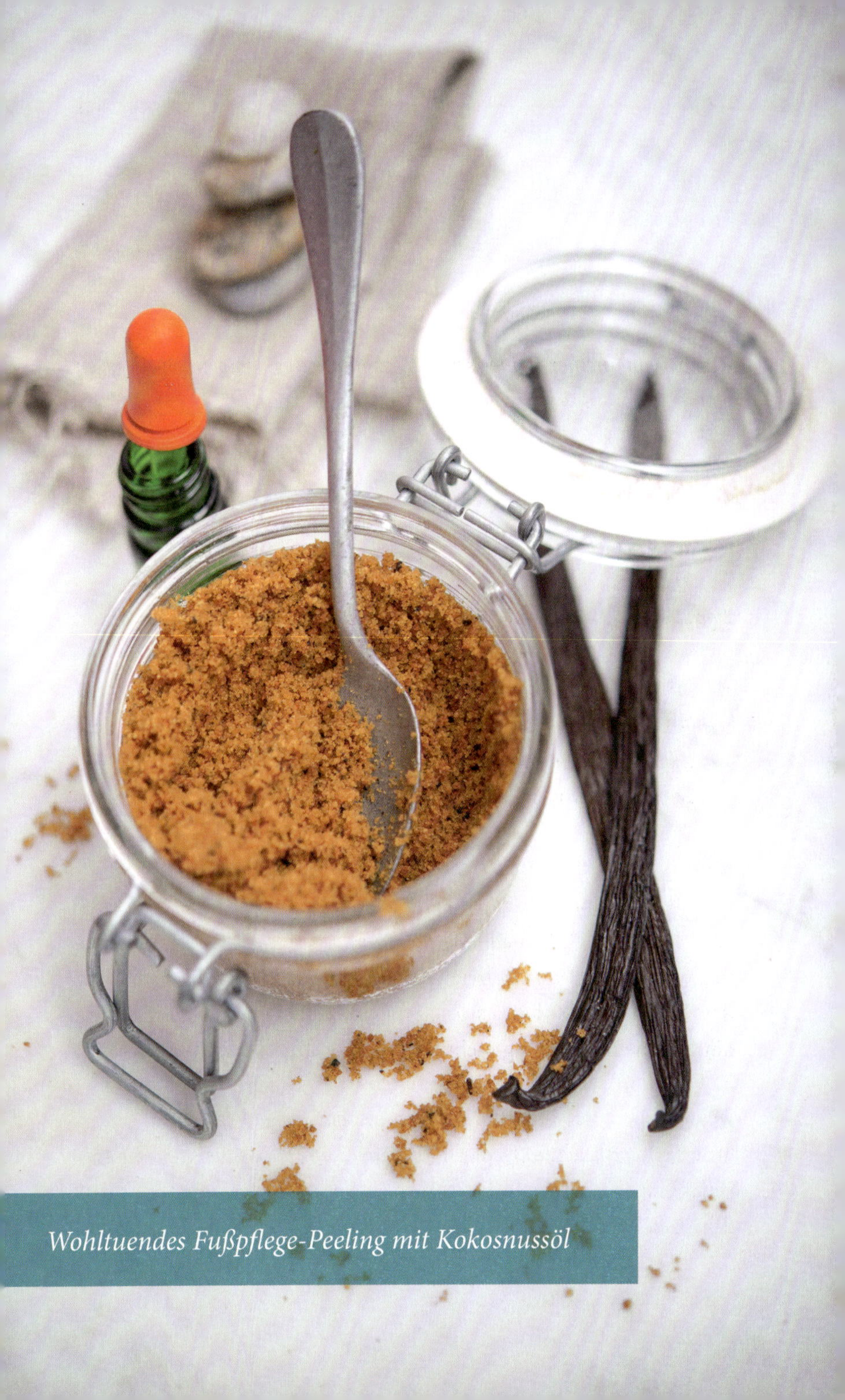

Wohltuendes Fußpflege-Peeling mit Kokosnussöl

Wohltuendes Fußpflege-Peeling mit Kokosnussöl

1 EL Kokosnussöl
4 EL Kokosnussblütenzucker
1 TL Vanillepulver
5–6 Tropfen ätherisches Öl (Grapefruit, Orange, Limette oder Zitrone)

- Alle Bestandteile in ein verschließbares Glas geben und umrühren, die Zuckerkristalle sollen sich nicht auflösen.

Anwendung
Nehmen Sie pro Fuß eine teelöffelgroße Menge und massieren Sie das Gemisch in kreisenden Bewegungen ein, etwa 3 Minuten lang. Anschließend spülen Sie Ihre Füße mit lauwarmem Wasser ab.

Sonnenschutz

Der beste Sonnenschutz ist Matsch, sagen mir die Einheimischen. Allerdings wird man durch diese Art des Sonnenschutzes nicht knackig braun. Aber Matsch ist auf jeden Fall ein hervorragendes Mückenabwehrmittel. Ich habe es im tropischen Regenwald selbst getestet, es hat prima funktioniert. Hier in den Tropen verwenden die Menschen schon seit jeher diverse Lebensmittel zum Schutz vor der oft unbändigen Sonne: Kokosnuss-, Sesam-, Avocado- oder Jojobaöl sind auch heute noch sehr beliebt. Mrs Ju, meine chinesische Akupunkteurin, die schon in zweiter Generation in Malaysia lebt, verriet mir ihre Rezeptur.

Natürliches Sonnenschutzöl

30 ml Kokosnussöl
25 ml Sesamöl
20 ml Avocadoöl
20 ml Jojobaöl
15 Tropfen Karottensamenöl
5 ml Sanddornöl

- Mischen Sie alle Öle sehr gründlich und gießen Sie anschließend alles in eine Braunglasflasche mit Zerstäuber, die etwa 100 Milliliter Fassungsvermögen hat.
- Das Sonnenöl ist im Kühlschrank bis zu 1 Jahr haltbar.

Anwendung
Die Flasche vor jedem Gebrauch kräftig schütteln und die der Sonne ausgesetzten Körperbereiche damit einreiben.

Hinweise zu den Sonnenschutzölen

Kokosnussöl baut einen natürlichen Schutz vor UV-Strahlen auf (bis zu Lichtschutzfaktor 4), schützt unsere Haut vor schädlichen freien Radikalen und beugt so der Hautalterung vor. Durch seine feuchtigkeitsspendende Wirkung hilft es gegen trockene und spröde Haut.

Seine entzündungshemmenden und regenerierenden Eigenschaften beruhigen die Haut – insbesondere bei einem Sonnenbrand.

Sesamöl kann bis zu 40 Prozent der UV-Strahlen blockieren. Es ist reich an Antioxidantien, schützt unsere Haut vor freien Radikalen und kann geschädigte Hautzellen reparieren. Zudem bindet Sesamöl Feuchtigkeit in der Haut, was ihr Geschmeidigkeit und ein frisches Aussehen verleiht.

Das vitaminreiche **Avocadoöl** gilt als hochwirksames Pflegeöl. Es bindet nachweislich und nachhaltig die Feuchtigkeit in unserer Haut und nährt sie durch seinen Vitaminreichtum ausgesprochen intensiv. Avocadoöl unterstützt die Zell-Erneuerung, verfeinert unser Hautbild und schützt sie vor freien Radikalen.

Jojobaöl schenkt unserer Haut durch seine besondere feuchtigkeitsspendende Wirkung enorm viel Elastizität. Es hat einen natürlichen Lichtschutzfaktor von 3 bis 4 und besitzt – wie Kokosnussöl – entzündungshemmende Eigenschaften. Für eine lang anhaltende Hautbräune ist Jojobaöl besonders geeignet.

Karottensamenöl unterstützt ebenfalls eine natürliche Bräunung unserer Haut. Aber es hat noch viel mehr im Gepäck, denn es reiht sich – wie Avocadoöl – in die Liste der außergewöhnlichen Hautpflegeöle ein. Seine breite Palette an Antioxidantien ist bemerkenswert. Karottensamenöl wirkt nachweislich gegen spröde, trockene und gereizte Haut, regeneriert unsere Hautzellen und agiert entzündungshemmend.

Sanddornöl besitzt einen Lichtschutzfaktor von 4 und hat einen leicht tönenden Effekt. Es ist sehr reich an Mineralstoffen, Vitaminen und Flavonoiden, die das Immunsystem positiv beeinflussen. Dieses Öl wirkt entzündungshemmend und schmerzlindernd zugleich.

Litschi-After-Sun-Lotion

Hilft bei Sonnenbrand

3–4 Litschis
1 Vitamin-E-Kapsel

- Schneiden Sie den kleinen Strunk an der Litschi ab und entfernen Sie die Schale. Anschließend lösen Sie das Fruchtfleisch am Kern entlang mit einem Messer ab. Mixen Sie das Fruchtfleisch zu einem sehr feinen Brei.
- Filtrieren Sie den Brei durch ein sauberes Leinentuch, oder passieren Sie das Fleisch durch ein sehr feines Sieb, und fangen Sie den Saft auf.
- Stechen oder schneiden Sie die Vitamin-E-Kapsel auf und vermischen Sie den Litschi-Saft mit dem Inhalt. Alles gut vermischen.

Anwendung
Geben Sie die Mischung auf die betroffenen Hautstellen und lassen Sie sie etwa 30 Minuten einwirken. Anschließend mit zimmerwarmem Wasser abspülen.

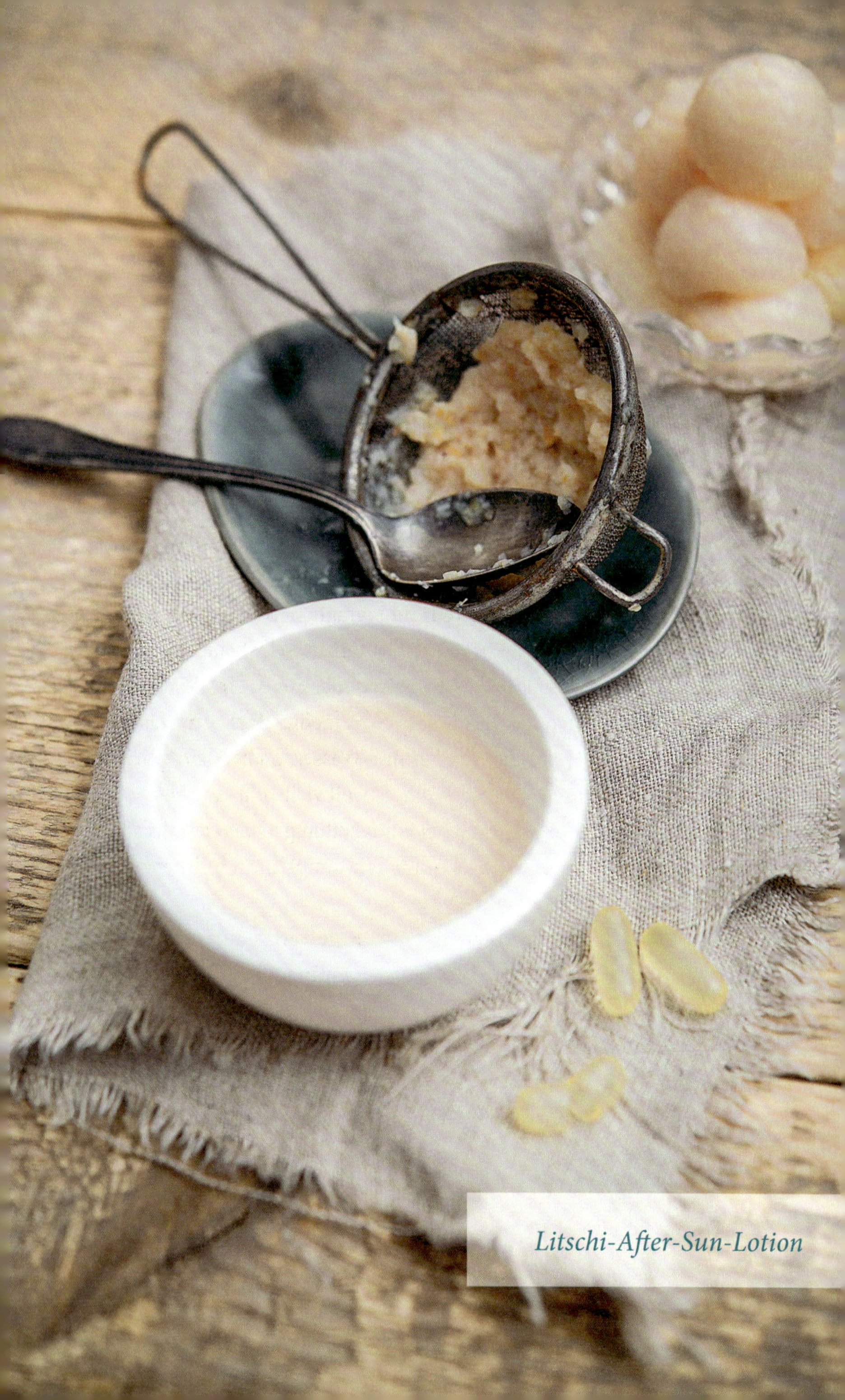

Litschi-After-Sun-Lotion

Zum Schluss

Bitte denken Sie nun nicht, ich beschäftige mich jeden Tag nur damit, mir irgendein Gemisch aus Lebensmitteln herzustellen und alles großflächig auf meine Haut aufzutragen. Ich gebe zu, der Eindruck könnte entstehen. Aber: Es ist sogar so, dass ich in regelmäßigen Abständen rein gar nichts auf meine Haut gebe, da ich ihr eine Pause gönnen möchte. Wenn wir unsere Haut tagtäglich mit Cremes, Lotionen etc. »verpimpern«, verliert sie die Fähigkeit, selbst aktiv zu werden. Eine Pflegepause ist also durchaus sinnvoll. Einmal im Monat an zwei aufeinanderfolgenden Tagen bekommt meine Haut nur Wasser und Brot … Nein, Spaß. Tatsächlich nur Wasser. Sicher wird nicht jeder eine solche Pause einhalten können, weil vielleicht eine Hauterkrankung vorliegt oder andere Notwendigkeiten gegeben sind. Falls Sie aber kein Problem mit Ihrer Haut haben, empfehle ich Ihnen, regelmäßig eine Pflegepause einzulegen.

Und hier noch ein wichtiger Hinweis: Bitte verbrauchen Sie alle selbst hergestellten Masken, Cremes und Lotionen innerhalb von kurzer Zeit, da Naturprodukte nur eine begrenzte Haltbarkeit haben. Ich persönlich bewahre alle selbst hergestellten Mittelchen im Kühlschrank auf.

Nun wünsche ich Ihnen gutes Gelingen beim Herstellen der Beauty-Produkte, viel Freude bei der Anwendung und echte Aha-Erlebnisse!

Katharina Bachman

Danksagung

Ich möchte Danke sagen, an alle, die mehr oder minder an der Entstehung dieses Buches mitgewirkt haben. Aber insbesondere geht mein persönliches Dankeschön an meine Agentin Dr. Hanna Leitgeb, für ihre hilfreichen Anregungen; meine Lektorin Franziska Mohrfeldt im Goldmann Verlag, die immer ein liebes Ohr für mich hatte; Jutta Poetz für die Bedak-Sejuk-Rezeptur; Pin-Pin, für den Schneckentipp; Sandro Lucifora aus Spanien, der mir mit einer neuen Tastatur (in Malaysia gibt es nur Keyboards mit US-Lettern) aus der Patsche geholfen hat, nachdem meine alte vom vielen Tippen unverhofft ihren elektrischen Geist aufgegeben hatte; Sirinya Imbacher, für den Tamarinde-Duschgel-Tipp; Irshad Mobarak und Shaaban, für die Begleitung durch den nicht ganz ungefährlichen Dschungel; Susanto, der mich auf die Fährte von Ling Zhi brachte; Anita Arphan, für das Testing von PEP; Thao Bian (die geheimnisvollen Höflichkeit) aus Saigon; Doktor K. S. und Dr. Harmet aus Kuala Lumpur; Mrs Ju, unsere chinesische Akupunkteurin, sowie meine malaysischen und chinesischen Nachbarinnen, meine indischen Freundinnen; Edith, die Kosmetik-Fachfrau, die nicht genannt werden möchte; Ulrike Marschler und Sabine Kessler-Jorcke fürs Probelesen.

And last with lots of love: Meinem Mann Norbert und meiner Tochter Marina, für die Geduld und Unterstützung während meiner Arbeit an diesem Buch. Danke vielmals!

Quellenangaben/Nützliche Links

Infos über Hautpflege

Smarktskincare: http://www.smartskincare.com [Stand: 07.11.2016].

Telomere
http://www.ibiology.org/ibioseminars/genetics-gene-regulation/elizabeth-blackburn-part-2.html [Stand: 07.11.2016].

Vitamine
Vitamin C- und E-Lieferanten: DocMedicus: http://www.vitalstoff-lexikon.de/Vitamine-A-C-D-E-K/Vitamin-C/Lebensmittel.html [Stand: 07.11.2016].
Apotheken-Umschau: http://www.apotheken-umschau.de/Ernaehrung/Die-groessten-Vitamin-C-Bomben-135635.html [Stand: 07.11.2016].

Aminosäuren
http://www.vitamine.com/aminosaeuren/ratgeber/falten/ [Stand: 07.11.2016].

Weizengras und Gerstengras
NYU Langone Medical Center: http://nyulangone.org/contact-us [Stand: 07.11.2016]. American Cancer Society: Wheatgrass.

Vitamin D

Prof. Dr. Michael F. Holick, Professor für Medizin, Physiologie und Biophysik an der »Boston University School of Medicine« (und »Massachusetts General Hospital«), mit den Fachgebieten für Vitamin D, Kalzium, Knochenstoffwechsel, Photobiologie von Vitamin D und Osteoporose.

Prof. Dr. med. Jörg Spitz, Chefarzt für Nuklearmedizin am Städtischen Klinikum Wiesbaden und Professor für Nuklearmedizin an der Universität Mainz, Gründer der »Gesellschaft für Medizinische Information und Prävention«, Vorstandsmitglied des »Europäischen Gesundheitsnetzwerks« sowie der gemeinnützigen »Deutschen Stiftung für Gesundheitsinformation und Prävention«.

Dr. Joe (Joseph) Prendergast, Sacramento Heart Center, Spezialist der Inneren Medizin, Endokrinologie und Stoffwechsel. 1986 gründete er sein eigenes »Endocrine Metabolic Medical Center« und eine gemeinnützige Forschungsstiftung »Pacific Medical Research Foundation«. Im Jahr 1999 gründete er seine eigene Klinik »DiabetesWell« für Diabetes-Patienten.

Dr. John Cannell, Kalifornien (San Luis Obispo), ist Exekutivdirektor des Vitamin-D-Rates. Der »Vitamin-D-Rat« besteht aus einer Gruppe von etwa 15 US-Wissenschaftlern, Ärzten und PhDs, die alle in ihren Bereichen hochgeachtet sind und sich der Forschung sowie der Wirksamkeit von Vitamin D zur Verringerung des Krebsrisikos widmen. Hier spricht Dr. John Cannell über Vitamin D (englischsprachig): https://www.youtube.com/watch?v=--NqqB2nhBE [Stand: 18.10.2016].

Dr. Reinhard Dittmann, Zahnarzt, Ästhetische Zahnmedizin, Endodontologie, Potsdam: http://www.arzt-auskunft.de/arzt/Potsdam/Allgemeine-Stomatologie/Dr.-Reinhard-Dittmann/3681587 [Stand: 18.10.2016].

Dr. med. Petra Bracht, Bad Homburg v.d.H.
http://www.drpetrabracht.de [Stand: 18.10.2016].

Tamarinde öffnen und verarbeiten
www.KatharinaBachman.de [Stand: 18.10.2016].
www.sos-schoenohneschummeln.de [Stand: 18.10.2016].
https://www.youtube.com/user/katharinabachman [Stand: 18.10.2016].

Bezugsquellen

Bio-Kokosnussöl, Kokosnussblütenzucker Kokosnussblüten-Nektar, Papain, PEP, Bio-Matcha-Tee und diverse Nahrungsergänzungsmittel
https://www.vitalingo.com/de/katharina-bachman-edition
[Stand: 18.10.2016].

Frische exotische Früchte
http://www.passion4fruit.com/de_home.html [Stand: 18.10.2016]

Tetrahexyldecyl Ascorbat
www.lotioncrafter.com/tetrahexyldecyl-ascorbate-BV-OSC.html <http://www.lotioncrafter.com/tetrahexyldecyl-ascorbate-BV-OSC.html> [Stand: 18.10.2016], oder in der Apotheke.

Ascorbyl Tetraisopalmitat
www.bulkactives.com/product/product/ascorbyl-tetraisopalmitate-tetrahexyldecyl-ascorbate.html [Stand: 07.11.2016].

Bildnachweis

Bildredaktion: Anka Hartenstein

Autorenfoto: Felicia Fu – Photography, Kuala Lumpur

Fotos Innenteil:
Kosmetikfotos: Mike Hofstetter

Alle weiteren Fotos: 123RF: 141 (Dmitry Chulov); **Bachmann, Katharina:** 98 oben; **Bau, Norbert:** 94, 95, 98 unten; **Felicia Fu – Photography, Kuala Lumpur:** 17, 91; **istock:** 52 (luknaja), 66 (Kesu01), 78 (itman__47), 82 (artphotoclub), 85 (Toukungstudio), 101 (Florea Marius Catalin), 121 (enviromantic); **shutterstock:** 80 (Vanatchanan); **thinkstockphotos:** 72 (AlexPro9500)

Unsere Leseempfehlung

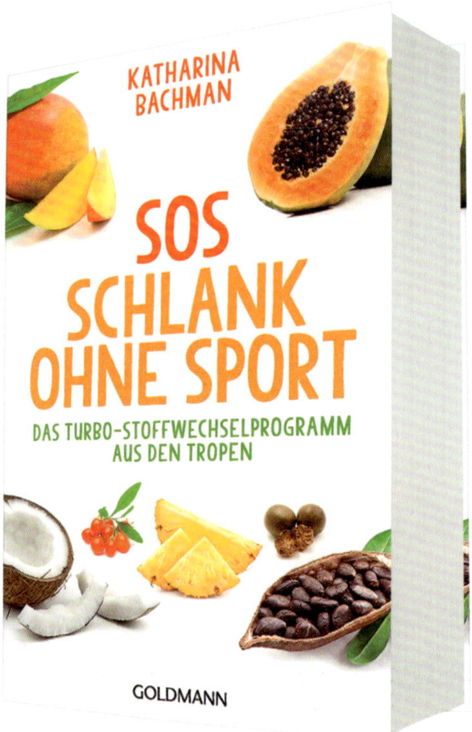

320 Seiten
Auch als E-Book erhältlich

Innerhalb kürzester Zeit, schlank und gesund werden – und das ganz ohne Sport und Hungerattacken? Wirkstoffe aus tropischen Lebensmitteln wie Kokosnussöl, Gula Malacca, Papaya, Zimt oder die Mönchsfrucht Luo-Han-Kuo machen es möglich. Mit dem detaillierten Entgiftungsplan, 60 köstlichen Rezepten und vielen nützlichen Tipps lässt sich das Programm mühelos in die Praxis umsetzen.